本书由"上海市闵行区科普项目（23-C-31）"资助

过敏性鼻炎百问百答

——知其然，知其所以然

主　审　余洪猛

主　编　刘　娟　刘　全　王　欢

U0203364

上海科学技术文献出版社

Shanghai Scientific and Technological Literature Press

图书在版编目（CIP）数据

过敏性鼻炎百问百答 / 刘娟，刘全，王欢主编 .
—上海：上海科学技术文献出版社，2024
ISBN 978-7-5439-9023-4

Ⅰ . ①过⋯　Ⅱ . ①刘⋯②刘⋯③王⋯　Ⅲ . ①过
敏性鼻炎—防治—问题解答　Ⅳ . ① R765.21-44

中国国家版本馆 CIP 数据核字（2024）第 062762 号

责任编辑：王　珺
封面设计：留白文化

过敏性鼻炎百问百答
GUOMINXING BIYAN BAIWENBAIDA
刘 娟　刘 全　王 欢　主编　余洪猛　主审
出版发行：上海科学技术文献出版社
地　　址：上海市长乐路 746 号
邮政编码：200040
经　　销：全国新华书店
印　　刷：商务印书馆上海印刷有限公司
开　　本：650mm×900mm　1/16
印　　张：9.5
字　　数：94 000
版　　次：2024 年 4 月第 1 版　2024 年 4 月第 1 次印刷
书　　号：ISBN 978-7-5439-9023-4
定　　价：25.00 元
http://www.sstlp.com

本书由"复旦大学附属眼耳鼻喉科医院五官健康科普菁锐团队计划(WGJR2023103)资助

编委会

主　编　刘　娟　刘　全　王　欢

副主编　李艳青　孙希才　冯　仙

编　者　冯　仙　傅　瑾　赖玉婷　李艳青　刘　娟
　　　　　刘　全　沈亚云　孙希才　王　欢　余洪猛

前　言

　　过敏性鼻炎是耳鼻喉科的常见疾病，它是一种现代慢性疾病，各个年龄段均可发病。它的发病率较高，且有逐年升高的趋势。该病严重影响患者的生活质量，并能产生很多并发症。在耳鼻喉科门诊，医生每天都会接诊大量的过敏性鼻炎患者，患者和家属有各种各样的疑惑需要解释。过敏性鼻炎的科普知识可以为广大民众答疑解惑。对过敏性鼻炎的认识可以提高民众的防治能力。

　　《过敏性鼻炎百问百答——知其然，知其所以然》一书是在渊博的专业知识和丰富的临床经验的基础上撰写出来的。既往的很多科普书类似医学教本，含有很多专业术语，非医学专业的人读起来非常费解。本书采用一问一答的形式，将患者们经常询问的过敏性鼻炎相关的问题进行总结，然后采用通俗易懂的语言深入浅出地进行讲解。本书主要分为以下五部分：揭开过敏性鼻炎的神秘面纱；讨论过敏性鼻炎的是是非非；查找过敏性鼻炎的致敏物质；消除过敏性鼻炎的无穷烦恼；做好过敏性鼻炎的日常保健。这五部分在内容编排上逻辑缜密，让广大读者朋友首先初步认识过敏性鼻炎,接着深入理解过敏性鼻炎,然后寻找过敏性鼻炎的病因,随后了解过敏性鼻炎的治疗方法,最后科学防护过敏性鼻炎。本书采用通俗易懂、简单明了的文字叙述,同时结合二维码扫描获得视频讲解突出重点阐述,这样既满足广大儿童、青少年的阅读兴趣,又让家长、成年人更易于接受和理解。

这本关于过敏性鼻炎的科普书,回答了患者和家属们最迫切需要解释的一些疑惑,让他们知其然,知其所以然,才能更好地防治过敏性鼻炎。广大读者朋友翻看此书犹如面对面地与专业耳鼻喉科医生交流探讨过敏性鼻炎的相关问题,读完此书更能明明白白地看病就医。希望此书能帮助患者们消除过敏性鼻炎的各种烦恼。

目　录

 揭开过敏性鼻炎的神秘面纱

讨论过敏性鼻炎的是是非非

查找过敏性鼻炎的致敏物质

消除过敏性鼻炎的无穷烦恼

做好过敏性鼻炎的日常保健

揭开

过敏性鼻炎的神秘面纱

什么是过敏性鼻炎？

过敏性鼻炎的学名是变态反应性鼻炎，简称变应性鼻炎。该病可以通俗地理解为鼻子过于敏感导致的炎性疾病。它是最常见的一种慢性鼻炎。鼻子过于敏感的人群，接触到环境中的过敏原以后，鼻腔黏膜表现出异常的过度的反应，导致反复发作的鼻痒、喷嚏、清水样的鼻涕、鼻腔不通气等症状。从疾病的病理机制上而言，过敏性鼻炎是一种免疫系统紊乱，反应过度的疾病。

花粉症是一种典型的过敏性鼻炎，花粉就是花粉症的过敏原。花粉症的患者对花粉过于敏感，吸入相应的敏感花粉后，就会表现出鼻痒、喷嚏、清水样的鼻涕、鼻腔不通气等一系列症状。不同的季节飘散的花粉类型不同，因而花粉症的患者在敏感花粉传播的季节发病，其他季节没有明显不适，从而表现出明显的季节差异。

过敏性疾病被列为全球第六大慢性疾病。全球约有10%～20%的人口曾经或正在被过敏性疾病困扰，且过敏性疾病的患病率还在持续增加，预计到 2050 年，将有超过 40 亿的人患有哮喘、过敏性鼻炎和特应性皮炎等。世界卫生组织已把它列为21世纪重点研究和防治的三大疾病之一。在过去的几十年里,中国和其他国家一样,过敏性鼻炎的发病率都在迅速上升。从2005年到2011年短短的6年时间,我国过敏性鼻炎的患病人数竟然增加了1个亿。庞大的患者群体给我国的医疗和财政都带来了很大的负担。过敏性鼻炎给患者的生活、学习和经济带来了很多负面影响。

 典型的过敏性鼻炎有哪些表现?

过敏性鼻炎的典型表现为鼻痒、喷嚏、清涕和鼻塞。大部分患者可以同时出现这4种症状,也可以以其中2种或3种症状为主;在病程的不同时期,患者最突出的症状也可能发生变化。患者的症状多为阵发性,就像夏天的阵雨一样一阵一阵地出现。多数情况下,患者在早晨起床或晚上临睡时或者在接触到过敏原后会立刻启动奇痒无比的鼻痒,就像有东西不小心进入了鼻腔,或者像小蚂蚁在鼻腔内行走一样的难以忍受;接着就是一连数个的打喷嚏了,通常大于三个,多则十几个甚至几十个;喷嚏发作之时或之后可能伴有大量的清水鼻涕,像自来水样地流出鼻孔,患者还无法控制"水龙头",严重的患者一天擤鼻涕就能消耗一包纸巾;继而鼻腔就会堵塞,无法通气,可表现为间歇性、也可表现为持续性,持续性鼻塞多提示过敏性鼻炎病症状较严重。

过敏性鼻炎患者也会经常流黄脓涕？

过敏性鼻炎患者的鼻涕通常是清水样的，黄脓涕是鼻窦炎的主要症状之一，过敏性鼻炎患者流黄脓涕的主要原因可能是并发了鼻窦炎。鼻窦是鼻腔周围头骨内的空腔。所有鼻窦的开口都通向鼻腔。鼻窦的开口通畅是维持鼻腔和鼻窦正常生理功能的重要条件。鼻窦和鼻腔的关系，就好比房间和走廊的关系；鼻窦的开口位于鼻腔就好比房间的门开向走廊。过敏性鼻炎患者的鼻腔黏膜长期处于水肿的状态，其黏膜纤毛清除功能也受影响，从而降低鼻黏膜的免疫力。细菌、病毒等病原体就很容易侵入到鼻黏膜内引发感染。过敏性鼻炎患者本来就肿胀的鼻腔黏膜，如果继发感染，鼻腔黏膜就会更加肿胀，鼻腔的分泌物更加不易排除，就会导致鼻窦开口阻塞，继而导致鼻窦内的分泌物和病原微生物难以排除，最终就诱发鼻窦炎了。这就好比走廊和房门都堵塞了，房间内的垃圾自然无法及时清除，就会导致脏乱差的卫生状况了。因而过敏性鼻炎患者应该积极治疗过敏性鼻炎，减轻鼻腔黏膜的水肿，保持鼻腔鼻窦的通畅，从而有利于及时清除鼻腔鼻窦内的分泌物和病原微生物。研究显示，慢性鼻窦炎与过敏性鼻炎关系密切，慢性鼻窦炎患者的过敏原检测阳性率可达 53%。过敏反应是鼻窦炎发生发展的易感因素，它可以加重鼻窦炎患者黏膜的炎症反应。

耳朵闷胀、听力下降,也和过敏性鼻炎有关?

正常情况下,中耳的气压通过咽鼓管(连通鼓室和鼻咽腔的管道)调节,始终和外界的大气压保持着平衡。当中耳腔的空气逐渐被吸收时,咽鼓管的咽口会在吞咽、打哈欠、唱歌等动作时瞬间开放,使经鼻腔加温加湿和过滤后的空气经咽鼓管的咽口进入中耳腔,从而使中耳的空气得到补充以保持气压。同时,咽鼓管的黏膜,和鼻腔呼吸区的黏膜一样,为假复层纤毛柱状上皮细胞覆盖,这种细胞的表面有一层纤毛,这些纤毛就像扫帚一样,其摆动方向都朝鼻咽部,可以将中耳腔内的分泌物扫向鼻咽部,排出体外达到中耳引流净化的作用。过敏性鼻炎患者的鼻腔黏膜经常肿胀,不仅影响鼻腔的通气,也妨碍咽鼓管的通气和引流,使外界空气不能及时进入中耳而形成负压,同时,中耳内的液体也不能及时通过咽口排到鼻咽腔进而导致中耳积液。此外,由于咽鼓管的黏膜和鼻腔黏膜连续且结构相似,咽鼓管的黏膜也可能发生过敏反应而处于水肿和渗出状态,进一步加重咽鼓管的狭窄和阻塞,从而更加妨碍咽鼓管的引流和通气功能,最终形成中耳负压甚至积液,导致耳朵闷胀、听力下降等分泌性中耳炎的表现。研究表明过敏性鼻炎可能是儿童分泌性中耳炎的发病因素之一。因而,过敏性鼻炎患儿分泌性中耳炎发病率较正常儿童高。

鼻出血了，医生却让治疗过敏性鼻炎？

在耳鼻喉科门急诊，经常有很多小朋友因为鼻子出血来就诊，到诊室时，大部分小朋友血已止住。家长们有的描述，孩子早上起床后打了个喷嚏，鼻子就流出了吓人的鲜血；有的描述孩子是睡觉时出的血，弄得脸颊和枕头上到处都是血迹；有的描述孩子在学校上体育课跑步时出的血，把自己、老师和其他同学都吓坏了；有的描述孩子就是鼻涕很多，擤着擤着鼻涕就带血丝或出血了；也有的描述，孩子特别喜欢挖鼻孔，挖着挖着就淌鼻血了；还有的描述孩子总是在换季时不知不觉就鼻出血了，也不知道是什么原因……

虽然孩子就诊时鼻出血已经止住，医生还是会常规检查一下患儿的鼻腔。大多数时候，医生会发现孩子鼻腔前端的黏膜、特别是鼻中隔前端的黏膜有糜烂，同时也会发现其中有很多小朋友的鼻腔黏膜是苍白水肿的。这时，医生会继续询问患儿是否还有经常揉鼻、鼻痒、打喷嚏、流鼻涕的情况。而绝大多数情况下，医生得到的是肯定答案。那么，过敏性鼻炎和鼻出血有关系吗？

过敏性鼻炎患者由于鼻黏膜长期处于慢性炎症状态，黏膜本身比较脆弱；加上鼻痒会经常揉鼻、涕多会经常擤鼻，大量的揉鼻擤鼻动作无疑让脆弱的鼻黏膜雪上加霜从而糜烂破损而出血。儿童患者还特别喜欢挖鼻子，或是因为鼻痒，又或是因为结痂不适，也有单纯喜欢挖而已。总之，儿童锐利的指甲经常不知轻重地在血供丰富的鼻黏膜上一挖，就诱发鼻出血了。当然，干燥的环境也非常容易导致鼻出血。大多数情况下，鼻腔糜烂破损的黏膜出血量小，可以表现为鼻涕中夹带着血丝或鲜血；少数情况下，较大的破损或伤及血管时也会血流不止。所以，过敏性鼻炎也是导致鼻出血的一个重要原因。只有将过敏性鼻炎的症状控制良好，鼻内黏膜才能恢复健康，患儿的鼻痒才能缓解，也能避免患儿因为鼻痒而揉鼻搓鼻挖鼻等坏习惯，才能去除过敏性鼻炎患儿鼻出血发病的重要诱因。因而，治疗过敏性鼻炎也是防治鼻出血的重要措施。

 嗅觉下降，也和过敏性鼻炎密切相关？

严重的过敏性鼻炎患者确实会出现嗅觉下降或消失的情况。不灵敏的嗅觉让患者不能辨别气味。患者闻不到食物的香味会影响食欲、闻不到有害物质（煤气、臭味）的异味无法及时避开危险。过敏性鼻炎患者嗅觉下降的大部分原因是鼻腔不通气或者鼻腔内有鼻涕，气味无法随空气与感受嗅觉的鼻黏膜接触，这类原因导致的嗅觉下降经治疗过敏性鼻炎恢复鼻腔通气或排除鼻涕后嗅觉也就自然恢复了；小部分原因是过敏性鼻炎的炎症反应损伤了感受嗅觉的黏膜，受损的嗅觉黏膜无法感知气味，从而加重了嗅觉障碍，这种原因导致的嗅觉功能下降经治疗过敏性鼻炎后有时也无法恢复，有时能部分恢复或全部恢复。

 患者去口腔科整牙，却被告知先要治疗过敏性鼻炎？

拥有整齐的牙齿对于美丽的容貌非常重要。在当今这个越来越注重形象的年代，很多患者都希望通过牙齿矫正来提高个人形象。"门牙突出、牙列不齐"困扰着很多患者，特别是很多患儿。患儿的家长们深知牙齿的问题会严重影响到孩子的容貌，也知道整牙可以改善这样的问题。他们常常下定决心花大价钱去给孩子做牙齿矫正。带着这个问题，他们会首先到口腔科寻求帮助。但口腔科的医生了解到患儿有张口呼吸后，却告知他们先到耳鼻喉科治疗后再去整牙。这究竟是怎回事呢？为什么不能先整牙呢？

儿童患者的鼻塞、张口呼吸和腺样体肥大有着密切关系。腺样体肥大是小儿耳鼻喉科的常见疾病。它的主要症状是鼻塞、张口呼吸。长期的张口呼吸会导致"腺样体面容"（这种面容是指患儿上颌骨变长、下颌骨后缩、牙列不齐、门牙突出、嘴唇变厚的颌面骨发育）。很多人都听说过"腺样体面容"，也知道腺样体肥大可以导致这些问题，还知道腺样体切除的手术可以解决这个问题。但并不是所有的鼻塞、张口呼吸都是由腺样体肥大引起。有些患儿的张口呼吸是由过敏性鼻炎引起来的，有些是过敏性鼻炎和腺样体肥大共同导致的，有些也可能是其他疾病引起的。凡是能引起儿童张口呼吸的疾病，都可以导致"腺样体面容"。腺样体肥大只是其中的一个主要原因，但随着过敏性疾病发病率逐渐增高，过敏性鼻炎引起的"腺样体面容"也越来越多。

鼻塞是过敏性鼻炎的主要症状之一。患儿的过敏性鼻炎症状没有很好地控制会导致长期鼻塞，长期鼻塞的患儿无法用鼻呼吸、就只能张开嘴巴辅助呼吸了。当张口呼吸逐渐形成习惯，这样导致的后果和腺样体肥大导致的"腺样体面容"是完全一样的。如果没有解决鼻塞的问题，张口呼吸就很难纠正，张口呼吸不解决，牙齿矫正也是很难成功的。所以，过敏性鼻炎的患儿牙齿矫正之前一定要控制好过敏性鼻炎的症状，保持鼻腔通畅才能整牙成功。

 网上热销的防止张口呼吸用的封口贴靠谱吗？

很多过敏性鼻炎患者由于长期鼻塞，不自觉地形成了张口呼吸的习惯。此外，很多小孩同时还存在腺样体肥大的情况，所以张口呼吸在儿童特别常见。这种现象在夜间睡眠时尤为突出。患者或家属们都深知张口呼吸会导致牙列不齐等颌面骨发育异常而有损面容，所以他们为此特别伤脑筋，千方百计想让孩子闭着嘴巴。家属们反复给患者们讲道理、摆事实，可是患者们似乎顽固不化，依然我行我素，还是继续用嘴呼吸。怎么办呢？什么事也难不倒万能的某宝。用张口呼吸一搜索，居然真的找到了封口贴这个宝贝，马上下单，收货后立马给孩子使用。也顾不上孩子是否愿意,等孩子睡着后悄悄把他的上下嘴唇一贴似乎就立马解决问题了。轻松一贴真的就解决了张口呼吸的问题吗?让我们看看封口后孩子的表现。细心的家长会发现:没过几分钟,封口贴就自己张开了或者被孩子撕开了。原来,这些患者由于严重鼻塞根本无法用鼻呼吸,好在上帝在创造鼻子时,还为我们创造了嘴巴,所以当鼻子这扇通气的门关上时,嘴巴这扇窗就自动打开了,可是家长们却要强行将这扇补救的窗户也关上。试问,鼻子阻塞,嘴巴也不能通气后,可怜的孩子从哪呼吸空气呢?只能强行将封口贴张开或者撕开,否则孩子必然要被憋醒或憋死,多吓人啊!这种方法和拔苗助长有些相似,只看到了事务的表象,没有看到内在的本质,结果无济于事,甚至损害身心。

所以,如果孩子有张口呼吸的习惯,千万不要盲目使用封口贴,我们一定要弄清楚张口呼吸的原因,可能是过敏性鼻炎,也可能是腺样体肥大,也可能是其他的鼻或鼻咽部疾病……只有解除了这些病因,保证了鼻腔和鼻咽的通畅,张口呼吸的问题才能迎刃而解。

 咽喉不适、反复清嗓,竟然需要治疗过敏性鼻炎?

前面已经详细讲述了为什么过敏性鼻炎患者会长期鼻塞而张口呼吸。张口呼吸不仅会导致儿童"腺样体面容",还会使外界干冷的空气(经鼻呼吸的空气会被鼻腔加温加湿——

鼻腔鲜为人知的功能之一）直接刺激咽喉黏膜，引发慢性咽喉炎的症状。患者的喉咙会觉得有异物粘着的感觉，咳不尽又咽不下，有时可能会咳出一点点的粘痰，有时也可能是咽部痒痒的感觉、有时咽部也可能是灼热感、干燥感、微痛感之类的，又或者是说不出来的那种不适感。此外，由于鼻腔和咽喉相通，鼻部的炎症可以直接蔓延至咽喉；而过敏性鼻炎患者的鼻涕有时也会倒流至咽部，直接刺激咽喉黏膜，加重慢性咽喉炎的症状。另外，过敏性鼻炎患者也很有可能同时伴有过敏性咽喉炎。上述的单个或多个原因均能刺激咽喉，让患者有意识或无意识地频繁清嗓或干咳。当然并不是所有的咽喉炎都是过敏性鼻炎导致的，但是反复发作的过敏性鼻炎肯定容易诱发咽喉不适，导致患者反复清嗓或者干咳等症状。

患儿多动、注意力不集中也是过敏性鼻炎惹的祸？

低龄患儿的过敏性鼻炎症状有时不是那么典型，他们的语言表述能力又有限，所以有时会表现出一些比较特殊的现象，其中就包括多动、注意力不集中。患儿由于鼻痒、清涕、鼻塞等不舒适的症状，为了让鼻子不那么痒或者让鼻腔更通畅一些，经常会不由自主地耸鼻子、用手指向上推鼻尖等动作。由于家长没有认识到这些动作可能是过敏性鼻炎导致的，也就不会去治疗过敏性鼻炎；而过敏性鼻炎又反复发作，这些动作也就反复出现。家长或旁人还以为孩子就是多动，特别喜欢做这些怪动作，就会制止孩子，孩子可能因为批评暂时停止这些动作。但是持续的鼻子不舒适感会让孩子变换其他的动作如扭动上唇、歪嘴龇牙、做鬼脸等异常动作来缓解不适。所以，这些怪动作很难通过家长的批评来禁止。稍大一些的患儿反复出现这些动作，就很容易被认为是注意力不集中的表现。所以，有的过敏性鼻炎患儿会表现出多动、注意力不集中的症状。

 难以置信，过敏性鼻炎居然还让儿童变傻?

你没有看错，近年的研究确实证实过敏性鼻炎会让儿童变傻! 这样的研究结果确实让人很受打击! 2020 年 7 月发表在国际杂志《儿科过敏免疫学》的一项研究表明，花粉过敏儿童与非过敏儿童相比，过敏患儿在花粉季节时的认知功能受损，且症状越多，认知测试反应的时间越长，也就是说反应越迟钝。但是在非花粉季节时两组之间没有差异。其实这样的结论我们似乎也可以理性地推测出来。大多数过敏性鼻炎的患儿由于鼻痒、鼻塞等症状会影响患者的睡眠质量，导致白天疲倦，日常的生活、学习和社交活动也会受到不同程度影响，多动、注意力不集中势必导致学习效率下降，有些患儿还伴有分泌性中耳炎导致听力下降，进一步损害学习能力，久而久之，过敏患儿出现反应迟钝，越来越笨也在情理之中。

患者去呼吸科治疗哮喘，医生除了治疗哮喘外，为啥还嘱咐他到耳鼻喉科治疗过敏性鼻炎？

患者到呼吸科治疗哮喘，医生仔细询问病史后发现患者既往反复频繁发作鼻痒、打喷嚏、流清涕、鼻塞等过敏性鼻炎病史已有很多年。于是告知患者其过敏性鼻炎很严重，要将哮喘控制好，除了继续使用哮喘的药物外，还要尽快到耳鼻喉科治疗过敏性鼻炎。这是为什么呢？

原来，很多患者都深知哮喘的危害，对哮喘可以说是谈之色变，毕竟听说过很多著名的人都患有哮喘（影视明星何润东、歌坛天后郑秀文、台湾艺人朱孝天等均患有哮喘），甚至死于哮喘急性发作（甜歌皇后邓丽君、京剧大师梅葆玖、"车神"小黑柯受良都因哮喘而逝）。与大名鼎鼎的哮喘相比较，很多患者对默默无闻的过敏性鼻炎不以为然，认为鼻炎的危害远不如哮喘，鼻炎又不会致命，忍忍就过去了，可治可不治。在大家的固有印象中，过敏性鼻炎为耳鼻喉科疾病，哮喘是呼吸科疾病，两个疾病似乎没啥关联啊？

其实不然，过敏性鼻炎和哮喘的关系非常密切。在解剖上，我们人为地将鼻和咽喉定义为上呼吸道，将气管及支气管命名为下呼吸道。但实际上，上、下呼吸道的管腔相通，黏膜相续，都属于一个呼吸道。过敏性鼻炎和哮喘其实都是呼吸道的疾病。只是，过敏性鼻炎发生在上呼吸道，支气管哮喘发生在下呼吸道，它们在同一个气道的不同部位发病而已。在发病机制上,过敏性鼻炎和哮喘均属过敏性疾病,它们都可由过敏原诱发,激活相似的炎症细胞,分泌相似的炎症物质,产生相似的炎症反应。因此,过敏性鼻炎和哮喘是"同一气道,同一疾病"的说法也被广泛认可。医学上常将过敏性鼻炎和哮喘视为一母同胞的难兄难弟。

现实生活中,过敏性鼻炎和哮喘相伴而行的普遍现象也证实了"同一气道,同一疾病"的说法。多数患儿先有过敏性鼻炎,多年后逐渐伴发哮喘;也有部分患儿幼年时患有哮喘,数年后再发鼻炎;少数患儿鼻炎和哮喘同时发生。过敏性鼻炎人群的哮喘发病率较正常人群高 4—20 倍;有研究表明,80％左右的哮喘患者伴有过敏性鼻炎;而 40％左右的过敏性鼻炎会伴发或发展为支气管哮喘。目前的临床研究显示,过敏性鼻炎是诱发哮喘的独立危险因素,是新发哮喘或哮喘持续存在的重要原因。未控制的哮喘甚至会威胁患者的生命健康。

过敏性鼻炎容易诱发哮喘主要有以下几方面的原因:①鼻腔具有过滤功能,但过敏性鼻炎患者因为鼻塞而张口呼吸,常常导致空气无法通过鼻腔而无法被过滤,没有被鼻腔过滤清除的过敏原会直接进入气管、支气管刺激其黏膜引发过敏反应;②鼻涕及其含有的炎症物质也会直接经咽喉流到下呼吸道;③炎症物质还可以通过全身的血液循环到达下呼吸道;④由于上下呼吸道管道相通、黏膜相续,上气道的炎症还可以直接向下呼吸道蔓延;⑤鼻和支气管之间存在神经反射,当鼻腔受到过敏原刺激产生过敏性鼻炎时,患者的气管、支气

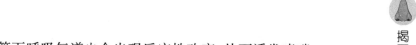
管等下呼吸气道也会出现反应性改变,从而诱发哮喘。

过敏性鼻炎和哮喘的发病机制类似并且两种疾病相互关联。反复发作的过敏性鼻炎也会导致哮喘控制不佳,因此有鼻炎的哮喘患者,要采用"同病共治"的策略,联合耳鼻喉科和呼吸科共同治疗。大量研究表明,有效治疗过敏性鼻炎能明显降低哮喘的急性发作率和急诊就诊率,同时还可以明显改善肺功能,有利于哮喘的控制。而对于还没有发生哮喘的过敏性鼻炎患者,更要积极治疗过敏性鼻炎从而预防哮喘的发作。此外,不少过敏性鼻炎的患者虽然没有典型的哮喘发作病史,但其下呼吸道功能检测如肺功能检测也可能有不同程度的受损。因此,耳鼻喉科医生也经常建议过敏性鼻炎患者定期到呼吸科监测肺功能,一旦有问题,早发现早治疗。

 孩子为啥每年一到那个季节就鼻痒、眼痒?

很多过敏性鼻炎的患者,每年到了那个季节,就鼻痒、眼痒。如果患者是小朋友,会忍不住地揉眼、眨眼、甚至翻白眼。结果,眼睛越揉越痒,越痒越揉,最后导致眼睛发红、流泪,有的还会说眼痛。大人看看小朋友,发现他的眼睛居然又红又肿。家长们很是担心,这是咋回事啊,好害怕啊!

一到季节就鼻痒、眼痒、揉眼、眨眼、翻白眼、流泪、眼痛,这很可能是过敏性鼻炎和过敏性结膜炎同时发作了。和过敏性鼻炎一样,过敏性结膜炎(结膜就是白眼珠表面的薄薄的黏膜组织)是由于结膜遇到过敏原后过于敏感,发生炎症反应了。儿童过敏性鼻炎患者中 30％～71％ 伴有过敏性结膜炎。而花粉症的患者,伴有过敏性结膜炎的比例则可高达 73.99％ 和 82.02％。眼痒是过敏性结膜炎的主要症状。患儿因为表达能力有限,可能就会通过反复揉眼、眨眼、甚至翻白眼来让眼睛舒服一点,有些儿童由于分不清眼痒和眼痛,就会诉说"眼痛"。若是经常看电视看平板的患者,还会觉得眼睛干涩,然后就更加喜欢眨眼了。

 儿童过敏性鼻炎有哪些特殊症状?

过敏性鼻炎已经成为儿童主要的呼吸道炎性疾病。我国儿童的患病率为 15.79％,且还在逐年增高。儿童的典型症状与成人类似,表现为喷嚏、清涕、鼻痒和鼻塞。鼻出血是儿童过敏性鼻炎另一常见的症状,可在白天或夜间发作,大多数情况下鼻出血可自止或经压迫后可止。部分患儿以鼻出血为主要症状就诊。低龄患儿的过敏性鼻炎症状多不典型,可引起食欲下降、喂养困难或张口呼吸、打鼾、睡眠呼吸障碍等。长期的鼻痒眼痒、揉鼻揉眼、鼻塞、张口呼吸、打鼾、睡眠障碍会导致患儿慢性缺氧,进而导致注意力不集中、学习能力下降和多动症等,还会形成龅牙、厚唇等类似于"腺样体面容"的面容、严重者影响颌面骨和身体生长发育。

儿童过敏性鼻炎发作时最主要的体征和成人类似,表现为双侧鼻黏膜肿胀、苍白,下鼻甲水肿,鼻腔内有多量清水样分泌物。此外儿童还会表现出一些特殊体征。（1）变应性黑眼圈（allergic shiner）：指眼睑呈蓝黑色,多见于年幼的患儿,由于眼部睑静脉和眼角静脉淤血回流受阻所致；（2）Dennie-Morgan 线（Dennie 线）：为下眼睑皮肤上的新月形皱褶,可能与眼睑皮肤水肿和血液循环不良引起的睑板肌局部缺氧而出现持续痉挛有关；（3）变应性皱褶：指由于患儿经常向上揉搓鼻尖和鼻翼,而在鼻部皮肤表面出现的横行皱纹；（4）唇上摩擦痕：为患儿反复摩擦鼻尖与上唇之间的锥形区域导致的皮损。

 过敏性鼻炎是怎么分类的？

目前临床上经常采用两种方法对过敏性鼻炎进行分类：

① 根据患者的过敏原种类分为季节性过敏性鼻炎和常年性过敏性鼻炎。季节性过敏性鼻炎的过敏原是随着季节变化的,因而过敏性鼻炎的症状发作也呈季节改变,最常见的季节性变应原为花粉,部分真菌也呈现季节变化；常年性过敏性鼻炎的过敏原是一年四季都存在的,因而其症状发作也呈常年性,常见变应原为尘螨、蟑螂、宠物皮屑等。部分患者可同时对季节性及常年过敏原过敏,症状可为常年性发作伴季节性加重。有些患者虽然对常年性过敏原过敏,但其症状也不是完全一成不变的,而是时好时坏,反复发作。

② 基于过敏性鼻炎的症状发作时长和对生活质量的影响程度进行分类。根据症状发作时长,可以将过敏性鼻炎分为持续性过敏性鼻炎(症状发作每周≥4 天,并且持续发作≥4 周)和间歇性过敏性鼻炎(症状发作每周小于 4 天或者连续发作小于 4 周)。再根据症状对生活质量(包括睡眠、日常生活、工作和学习)的影响程度,可以将过敏性鼻炎分为轻度过敏性鼻炎(症状对生活质量未产生明显影响)和中重度过敏性鼻炎(症状对生活质量产生明显影响)。将以上分类进行组合,进一步分为轻度间歇性过敏性鼻炎、轻度持续性过敏性鼻炎、中重度间歇性过敏性鼻炎以及中重度持续性过敏性鼻炎。

根据患者的过敏原种类进行分类的方法,有助于指导患者采取具体的措施避免接触过敏原。基于过敏性鼻炎的症状发作时长和对生活质量的影响程度进行分类的方法有利于指导患者根据阶梯治疗的原则调整药物治疗。

 患者如何对过敏性鼻炎的严重程度进行简易的自我评价?

很多患者在就诊时都会急切地询问医生:"我的过敏性鼻炎严重吗?"其实这个问题,患者可以进行自我回答。过敏性鼻炎的严重程度可根据过敏性鼻炎的症状对生活质量(包括睡眠、日常生活、工作和学习)的影响程度进行评估。过敏性鼻炎症状对生活质量未产生明显影响的称为轻度过敏性鼻炎;过敏性鼻炎症状对生活质量产生了明显影响的称为中重度过敏性鼻炎。那么过敏性鼻炎已经对生活质量产生明显影响的那些患者其症状肯定是比较严重的。

如果患者觉得对生活质量的影响程度比较抽象、难以理解，我们还可以采用较为直观的视觉模拟评分法（VAS）来评估患者的过敏性鼻炎严重程度。视觉模拟量表共分为 10 分，毫无症状为 0 分，症状最重为 10 分。从 0 逐渐过渡到 10，代表过敏性鼻炎症状的严重程度从毫无困扰到极度困扰，分值越高表示患者鼻炎困扰程度越重。0～3 分为轻度，4～7 分为中度，8～10 分为重度。过敏性鼻炎的四大症状分别为鼻塞、鼻痒、打喷嚏和流鼻涕。患者根据这 4 个症状的自身主观感受分别进行打分后就可以判断过敏性鼻炎的严重程度了。小伙伴们快来给自己的过敏性鼻炎症状打分吧，分数越低表示您的症状越轻哦！

总分为10分，0分表示没有该症状，分数越大症状越严重，10分是表示能想象的最严重的无法忍受的症状。请选出最能真实反映您的每一个症状严重程度的分数。

	0	1	2	3	4	5	6	7	8	9	10
鼻堵或鼻塞	○	○	○	○	○	○	○	○	○	○	○
鼻痒	○	○	○	○	○	○	○	○	○	○	○
喷嚏	○	○	○	○	○	○	○	○	○	○	○
鼻涕	○	○	○	○	○	○	○	○	○	○	○

另一种直观简单的评分法为鼻部症状总积分，同样是对鼻部症状（流涕、鼻塞、鼻痒、喷嚏）的严重程度进行主观评分，每一项的最高分为 3 分：无症状为 0 分；轻度为 1 分，症状轻微，易于忍受；中度为 2 分，症状明显，但对睡眠、生活无影响；

重度为 3 分,症状难忍,并影响睡眠及日常生活。将各症状得分相加的总和就可获得鼻部症状总积分。分数越高,患者的症状越严重。若评分大于 5 分,则表示患者的生活质量受到影响。

rTNSS 评分日期:				
流涕	0	1	2	3
喷嚏				
鼻痒				
鼻塞				
备注:0 无(无症状);1 轻度(症状轻微,易于忍受);2 中度(症状明显,令人厌烦,但可以忍受);3 重度(症状不能忍受,影响日常生活和或睡眠)				

 医生如何对过敏性鼻炎的严重程度进行评价?

医生除了通过询问病史了解过敏性鼻炎的症状对生活质量的影响程度来评估过敏性鼻炎的严重程度外,还可以通过鼻腔镜检查下鼻甲的肿胀程度来评估过敏性鼻炎的严重程度。下鼻甲肿胀程度计分标准:下鼻甲轻度肿胀,鼻中隔、中鼻甲可见,计 1 分;下鼻甲与鼻底或鼻中隔紧靠,下鼻甲与鼻中隔或鼻底之间尚有较小间隙,计 2 分;下鼻甲与鼻底、鼻中隔紧靠,中鼻甲窥不见,或中鼻甲黏膜息肉样变或见息肉生成,计3分。

此外,医生还会分析过敏性鼻炎是否合并或并发了鼻部以外的症状。常见的症状包括过敏性结膜炎(眼痒、畏光、流泪等)、分泌性中耳炎(耳闷、耳痛、听力下降、中耳积液等)、腺样体面容(张口呼吸、睡眠打鼾、上唇上翘增厚、上牙列突出)、哮喘(咳嗽、喘息、气促、胸闷、呼吸困难等)和鼻息肉、鼻窦炎(脓性鼻涕、面部疼痛或头痛)等。部分过敏性鼻炎患者还会伴随一些全身症状,如疲劳、嗜睡、甚至还会出现焦虑、抑郁等心理或精神状态。对于儿童患者,过敏性鼻炎还经常出现注意力减退、多动等情况,这些症状可能与鼻塞、缺氧导致的睡眠障碍有关,最终对患儿的身心发育都可能产生不良影响。

 ## 过敏性鼻炎患者需要做哪些检查?

1. 前鼻镜或者鼻腔镜用于观察鼻部黏膜和鼻甲的情况。前鼻镜就是医生用来撑开鼻腔的一个小工具,配合光照的情况下能够清楚的观察到鼻腔前部的黏膜和鼻甲情况,对于鼻腔深部的情况,前鼻镜下只能了解到少量信息,特别是鼻腔黏膜非常肿胀或者有大量鼻涕时,鼻腔的间隙基本被遮挡,很难通过前鼻镜看清楚鼻腔深部的结构,这时就需要借助鼻腔镜检查来观察鼻腔深部的情况。有时也可以根据鼻部症状先进行药物治疗使鼻腔通畅后再进行前鼻镜检查就能比较清楚地看见鼻腔深部的组织情况了。患者就诊时，医生会根据患者情况，选择前鼻镜或者鼻腔镜检查来了解鼻腔的组织结构。鼻腔镜检查会有少许不适，但大多数情况都在患者可承受范围之内，费用稍高，可以了解更多的鼻腔组织结构。

2. 过敏原检测用于寻找具体的过敏源，它是过敏性鼻炎最重要和最主要的检查，用于寻找过敏性鼻炎的病因。

3. 此外，临床上常用的辅助检查还包括嗜酸性粒细胞计数、鼻分泌物涂片细胞学检查、鼻灌洗液中过敏原特异性免疫球蛋白 E（简称 IgE）和嗜酸粒细胞阳离子蛋白测定、血清过敏原组分特异性 IgE 检测、外周血嗜碱粒细胞活化试验、呼出气一氧化氮检测和肺功能检查等，这些检查经常用于科学研究，有助于过敏性鼻炎的诊断和鉴别诊断，临床应用尚不广泛。

4. 单纯的过敏性鼻炎一般不需要做 CT 检查，若出现严重的鼻塞、嗅觉下降、脓性分泌物等，怀疑伴有鼻息肉、鼻窦炎或其他病变时则需要 CT 辅助检查鼻窦的炎症范围和严重程度。

 如果不是过敏性鼻炎，那最可能是什么鼻炎？

鼻炎根据是否为过敏原介导可分为过敏性鼻炎和非过敏性鼻炎。过敏性鼻炎和非过敏性鼻炎的症状非常相似。若患者的过敏原检测阴性且鼻腔激发试验也阴性，那就可以排除

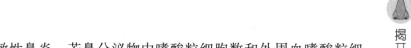
过敏性鼻炎。若鼻分泌物中嗜酸粒细胞数和外周血嗜酸粒细胞数均正常,患者的鼻炎最可能的是血管运动性鼻炎,又称为特发性鼻炎。该病发病机制不明,可能与鼻黏膜自主神经功能障碍有关。主要症状是发作性喷嚏、大量清涕,症状和过敏性鼻炎极为相似,诱发因素包括冷空气、强烈气味、烟草烟雾、挥发性有机物、气温、气压、湿度改变、摄入酒精饮料、体育运动、强烈的情感反应等,也可无明确诱因。血管运动性鼻炎是非过敏性鼻炎中最常见的鼻炎类型,约占 70%。多为常年性,但也可在春秋季节由于天气变化出现季节性加重。若患者的鼻分泌物中的嗜酸粒细胞数超过粒细胞和单核细胞数(除外上皮细胞)的 20%,外周血嗜酸粒细胞数大于 5%,患者的鼻炎最可能的是非变应性鼻炎伴嗜酸粒细胞增多综合征。该病的发病机制目前也不是很清楚,它的主要症状与过敏性鼻炎相似,但症状更严重,常伴有嗅觉减退或丧失。既往研究表明非变应性鼻炎伴嗜酸粒细胞增多综合征与支气管哮喘、鼻息肉和阿司匹林不耐受三联征相关。部分非变应性鼻炎伴嗜酸粒细胞增多综合征的患者可能是阿司匹林加重呼吸道疾病的前期表现。

　　非变应性鼻炎中最常见的类型是血管运动性鼻炎和非变应性鼻炎伴嗜酸粒细胞增多综合征。因此,有鼻炎表现的患者,若不是过敏性鼻炎,最有可能是血管运动性鼻炎和非变应性鼻炎伴嗜酸粒细胞增多综合征。

过敏性鼻炎会合并非过敏性鼻炎吗？

当患者出现鼻塞、流涕(向前或向后)、喷嚏和鼻痒中的一个或多个症状，且这些症状连续出现2天以上，每天持续的时间在1小时以上时即可诊断鼻炎。由于鼻炎的环境致病因素复杂多样，并可反复、交替和联合出现，因而可导致各种鼻部炎性反应的反复、交替和联合发生。有研究表明，临床约有44%~87%的过敏性鼻炎患者合并有其他类型的鼻炎，混合型鼻炎患者的数量多于单纯过敏性鼻炎或非过敏性鼻炎。另有研究报道，非过敏性鼻炎患者经过3~7年后，近1/4的患者转变为过敏性鼻炎。因此，过敏性鼻炎合并非过敏性鼻炎在临床上非常常见。例如，过敏性鼻炎合并血管运动性鼻炎患者，不仅在接触到过敏原时会出现鼻炎症状，在接触到非过敏原以外的各种理化因素包括香烟、烟雾、香水、洗涤剂、各种化学品、空气污染、湿度变化和冷热刺激等时，也可诱发鼻炎发作。也有不少过敏性鼻炎患者的外周血嗜酸粒细胞数大于5%，因而这部分患者反复鼻炎发作也可能是非变应性鼻炎伴嗜酸粒细胞增多综合征的表现。而过敏性鼻炎患者并发急性病毒性鼻炎，也就是"感冒"就更常见了(我们会在下一问中详细阐述)。此外，也有不少过敏性鼻炎患者由于药物使用不当，还可能进一步导致药物性鼻炎(在后面的章节会详细介绍)，从而形成过敏性鼻炎合并药物性鼻炎。

究竟是感冒还是过敏性鼻炎啊？

喷嚏连连、流涕不止、鼻塞难受，究竟是感冒还是过敏性鼻炎啊？感冒和过敏性鼻炎都有这些症状，但它们形似而神不似。

感冒就是我们常说的急性上呼吸道感染，简称"上感"，是一种急性鼻炎，起初常由呼吸道病毒感染导致。鼻病毒、腺病毒、流感病毒和副流感病毒感染是最常见原因。感冒具有传染性，人人可患。它好发于季节交替之时，尤以冬春交替最厉害。一般而言，鼻痒不明显或轻微，可有喷嚏，但大多不是阵发性，鼻塞明显而持续，全身症状较重，常伴发热、寒战、肌痛等，症状持续 1~2 周可自愈。若病毒性鼻炎病程超过 2 周，可能继发细菌感染。大约 2% 病毒性鼻炎可继发细菌感染，肺炎链球菌、流感嗜血杆菌和卡他莫拉菌为常见病原菌，患者外周血白细胞总数和中性粒细胞数增加。

而过敏性鼻炎的专业医学术语是变应性鼻炎，是一种最常见的慢性鼻炎，接触过敏原后诱发，一般发生在过敏体质者，无传染性，但由于有一定的遗传倾向，所以有家族聚集现象。有些患者的过敏原一年四季都存在，所以其症状常年发作；有些患者只有花粉过敏因而只在过敏花粉播散期发病。大多数过敏性鼻炎患者鼻痒明显，喷嚏呈阵发性，没有发热、肌肉酸痛等全身症状。脱离过敏原的环境后症状可明显缓解。

感冒和过敏性鼻炎的比较

疾病	感冒	过敏性鼻炎
性质	急性鼻炎	慢性鼻炎
病因	病毒、细菌等病原微生物	过敏原
传染性	有	无
遗传性	无	有
好发季节	冬季、春季	每年固定时期或常年
持续时间	1～2周	常大于2周
发热、肌肉酸痛等全身症状	有	无
咽部症状	常伴咽痛	咽痛不明显，可有咽部不适
眼痒	无	可伴
鼻涕	初期为白色，后可转为黄脓涕	一般为清水涕
鼻痒	不明显或轻微	明显鼻痒
喷嚏	感冒初期有，一般不连续发作	阵发性多个（通常大于3个，多则超过10个）连续发作

临床上常有病人诉："医生，我经常感冒，总也不好，别人一年感冒三四次，我一年四季都像感冒。"一般情况下，感冒后会有保护性抗体，所以短时间内不大会再次感染相同的病毒。儿童平均每人每年可有6次左右发作，成人平均每人每年2～3次发作。一年四季都像感冒的人更有可能是过敏性鼻炎。此外，还要特别提醒大家，过敏性鼻炎患者也会同时感冒。如

果没有好好控制过敏性鼻炎,鼻腔黏膜长期处于水肿慢性炎症的状态,抵抗上呼吸道感染的能力自然下降,那他们感冒的频率还会大于一般的人群。所以,过敏性鼻炎患者更有可能出现一年四季都像感冒的情况。过敏性鼻炎患者同时感冒后,对于鼻子而言,无疑是火上浇油,两种疾病会相互影响、促进恶化,鼻部症状叠加,身体异常难受。

讨论

过敏性鼻炎的是是非非

"同呼吸"为啥"不同过敏"？

大家呼吸的都是同样的空气，为啥只有一部分人会患过敏性鼻炎，而其他人没有过敏性鼻炎？前面讲到过敏性鼻炎是鼻子过于敏感的人群，接触到环境中的过敏原以后发生的炎性疾病。这里指出过敏性鼻炎发作的两个必备条件：1.鼻子过于敏感的人群；2.接触到环境中的过敏原。所谓鼻子过于敏感的人群就是指过敏体质的人群，鼻腔过于敏感属于过敏体质的一种。他们的免疫系统发生紊乱，错误地将生活环境中可与正常人共存的、并不具备威胁的物质识别为外来敌人而加以攻击，导致机体出现免疫应答过强的现象，这种反应被我们称为过敏反应。所谓过敏原，是指能够诱发人体发生过敏反应、刺激机体产生免疫球蛋白 E（简称 IgE）的物质。过敏原主要为大分子的蛋白质物质，少数为多聚糖或脂肪等。过敏体质的人群必须和过敏原接触才能诱发过敏性鼻炎的发作。只有两个条件同时满足才能诱发过敏性鼻炎；过敏体质的人群若没有和过敏原接触也不会诱发过敏性鼻炎；而非过敏体质的人群即便和过敏原密切接触也不会诱发过敏性鼻炎。所以，"同呼吸"的过敏性鼻炎体质者在接触到诱发他机体产生过敏反应的物质后就发生过敏性鼻炎了，而非过敏体质者或过敏体质者没有遇到他们的过敏原都不会发生过敏性鼻炎。

 为什么越来越多的人过敏？

　　我国的过敏性鼻炎发病率既往并不是很高，但是现在越来越多的人都在被这一疾病所困扰。目前，中国过敏性鼻炎的发病率在某些城市已经超过 20% 了，而且还在呈增长趋势，俨然已成为现代人的流行病。关于过敏性鼻炎的发病率，还发现了一些有趣的现象：过敏性鼻炎的发病率经济发达国家高于非发达国家、城市高于农村、富人高于穷人、儿童高于成年人、独生子高于有兄弟姐妹的孩子、现代高于古代。因此，就像高血压、冠心病、糖尿病、癌症等现代慢性病一样，包括过敏性鼻炎在内的过敏性疾病也被称之为"富贵病"或者"文明病"。与其他慢性病不同的是，过敏性疾病似乎更喜欢年轻人。很多婴幼儿和青少年就会出现过敏性疾病的表现。过敏性鼻炎的发病率如此不断升高，单用遗传因素是无法圆满解释的，因为人类的基因改变速度不可能就在最近的几十年如此之快。而我们的生活环境在最近的几十年里却发生了巨大的变化。因此，外界环境在过敏性鼻炎的发病中一定也发挥着重要作用。

　　早在 20 世纪末，就有科学家提出过敏性疾病增加的"卫生假说"：儿童早期接触感染可降低日后罹患过敏性疾病的风险。该假说认为，幼年时期适当的微生物暴露，可以反复刺激机体的免疫系统，让其得到充分的锻炼，从而促进它的平衡发展，减少过敏性疾病的发生。这个假说与民间一直流传的"不干不净，吃了没病"的说法不谋而合。该假说曾为发达国家哮喘患病率明显高于不发达国家提供了较合理的解释。因此，这个假说在学术界也产生了深远的影响。但时至今日，这个假说仍然只是假说，也未能被完全证实，而且环境中起重要作用的暴露因子尚不清楚。由于环境的多样性，不同研究发现的保护性环境因子并不完全相同，可能的保护因子包括接触农场牲畜、农作物、未消毒牛奶、母乳喂养、农场或农村耕种活动等。而诱发因素包括过敏原暴露和增多、微生物感染、氧化应激诱导、室内和室外空气污染（PM2.5、汽车尾气、臭氧等）、烟草烟雾暴露、剖腹产分娩的增加、母乳喂养的减少、家庭规模的缩小和户外时间的减少、运动减少、饮食结构改变和过多的食品添加剂、抗生素使用、过度使用消毒洗涤用品、精神紧张、营养失衡、肥胖等。

　　从上述的保护因子和诱发因素来看，过敏性疾病发病率的增加，可能和"太干净"有一定的关系，但肯定不是唯一的影响因素。近年来，微生物组学的进一步研究显示，生命早期肠道微生物菌群稳态的建立和调节对过敏性疾病的形成也至关重要。这里的肠道微生物菌群指的是那些有益的微生物，而不是致病微生物。一系列生活方式的改变，包括不适当的过度清洁、消毒等会减少有益微生物的接触。在这里需要注意的是，我们不能单纯为了预防过敏性疾病就不去注意清洁卫生，毕竟勤洗手、讲卫生是降低传染病的重要措施。良好的卫生可以明显降低致病微生物如呼吸道传染病（流感、流脑、肺结核、腮腺炎、风疹、麻疹和水痘等）和胃肠道感染（寄生虫、大肠杆菌、沙门氏菌和若如病毒等）的发病率。对于特殊人群（如免疫系统尚未发育完善的婴儿和由于疾病或者药物导致的免疫缺陷的人群）来说，保护他们免受致病菌的感染尤其至关重要，将他们暴露在不干净的环境下，具有非常大的风险，很容易发生严重的感染导致疾病造成永久性伤害甚至死亡。当然，过犹不及，我们不能不讲究卫生，也不能过度清洁，才能让我们的免疫系统保持平衡，让我们的身体处于健康状态。

过敏发生率上升的确切原因目前仍还没有明确答案。但我们相信，随着科学研究的不断深入，这些疑惑有朝一日肯定会得到更深一步的解释。

 曾患湿疹的婴幼儿在儿童时期易患过敏性鼻炎？

是的，你没有看错，超过80％的湿疹患儿在儿童时期可能会出现过敏性鼻炎和/或哮喘的症状。这种随着年纪增大，过敏性疾病的表现也发生改变的现象在医学上被称为"过敏进行曲"。过敏进行曲（图）也叫过敏进程或特应性进程，它是指过敏性疾病的发生和发展遵循一定的规律，随着年龄的变化过敏的表现也逐渐变化，从而形成过敏性疾病的自然病程。

"过敏进行曲"的序幕通常是婴幼儿的湿疹（也叫特异性皮炎）和食物过敏。过敏的婴幼儿在出生后的数月皮肤就有干燥、奶藓、发红等表现，还会引起严重的瘙痒。这些症状大部分可能与食物过敏（以牛奶、鸡蛋为主）有关。湿疹和食物过敏之间关系密切。但随着患儿年龄的增大、胃肠黏膜屏障功能的完善、胃肠道消化酶功能的增强，80％～85％的儿童在3岁左右会对牛奶、鸡蛋获得免疫耐受。但海鲜和坚果类则过敏的持续时间较长，多会持续终生。对多种食物过敏也不易获得免疫耐受或获得耐受需要的时间延长。婴幼儿的湿疹和食物过敏表现一般在1—2岁时达到高峰，2—3岁时开始逐步减弱。大部分孩子的鸡蛋、牛奶过敏的症状和湿疹表现在3岁左右会逐渐缓解，小部分孩子这些症状会继续伴随。随着年龄的继续增长，这些在婴幼儿时期患有湿疹的孩子，70％以上、有的研究甚至发现80％以上会出现呼吸道过敏性疾病，表现为过敏性鼻炎和/或哮喘。过敏性鼻炎是过敏进行曲的后半部。此外，其他过敏性疾病如过敏性结膜炎、荨麻疹等也可能以小插曲的形式穿插在不同的时期发作。因此，若孩子在婴幼儿时期患有湿疹，确实很有可能在儿童时期发作过敏性鼻炎。

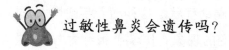 过敏性鼻炎会遗传吗？

过敏性鼻炎具有一定的遗传倾向，有一定的家族聚集表现。但它不是典型的显性或隐性单基因遗传病。它的发病由

多个基因遗传和外界环境因素协同作用、相互影响导致。所以父母患有过敏性鼻炎，孩子不一定会患过敏性鼻炎。但相比普通人群的子女，父母双方都是过敏性鼻炎的子女相对来说发病率会高很多，可达 60～70％以上；若只有父母一方有过敏性鼻炎，孩子患过敏性鼻炎的概率约为 40～50％；当然，父母双方都没有过敏性鼻炎，孩子依然可能由于外界环境因素的作用而发生过敏性鼻炎。

父母是否有过敏性鼻炎、是否会把过敏性鼻炎体质遗传给下一代，这些都是无法选择的。虽然前面讲到，过敏性鼻炎有一定的遗传倾向，有一定的概率会遗传给后一代，但对于具体的个人，目前尚无法预测他是否会患过敏性鼻炎，更无法预测他什么时候会出现过敏性鼻炎的症状以及症状的严重程度。过敏性鼻炎的发作大多始于幼年和青壮年时期，也有年长和年老后才发病的。有的患者可能是在一次感冒久治不愈后发现过敏性鼻炎了，也有的人是在某次春游或秋游后出现的，还有些患者无法明确究竟是什么时候发病的，反正已经好多年了……相比遗传因素的不可控性，我们似乎可以更多关注我们身处的外界环境，通过环境控制来避免和减少过敏性鼻炎的发作。

 过敏性鼻炎会传染吗？

常有家长问："医生，我有过敏性鼻炎，我的孩子近段时间也和我的症状一样，会不会被我传染了啊？"

传染病是由病原微生物导致的可以在人与人、人与动物、动物与动物之间相互传播的一类疾病。例如，大家最熟知的感冒、流感和新冠病毒感染都是典型的由相应病毒传播导致的呼吸道传染疾病。传染病不针对特定的人群，传染性强的疾病可以在短时间内迅速导致大规模人群感染，例如新冠病毒的全球大流行。感染传染病后一般可产生针对相应病原体或者病原体毒素的抗体，有的抗体具有保护性，其中有些终身保护，所以感染一次后一般不会再感染第二次，有些是只能保护一段时间，当抗体在体内会慢慢消失或者病原体变异太快，就会发生再次感染，例如流感；而有些抗体不具有保护性，抗体的出现就是感染的证据，如艾滋病毒的抗体。接种疫苗是预防和阻断传染病的有效手段。

过敏性鼻炎是患者接触到过敏原后，鼻腔产生的过度敏感症状。过敏原是导致过敏性鼻炎的诱因。过敏体质只有在遇到他们自己特定的过敏物质后才会诱发相应的症状。这些过敏原对正常人没有威胁，过敏体质也不是对所有过敏原都敏感。过敏原不是病原微生物，不具有传染性。因而过敏性鼻炎是不会传染的。

孩子之所以出现和父母一样的过敏性鼻炎症状，很有可能的原因是：孩子也是过敏体质，他的过敏原和父母也差不多。最终导致：同是过敏体质的家人们同处于过敏原暴露的环境后触发了相似的过敏性鼻炎发作症状。

过敏性鼻炎是免疫力低下导致的吗？

经常碰到很多患者或家属询问："医生，过敏性鼻炎是不是免疫力低下导致的啊？"过敏性鼻炎是过敏体质和过敏原"碰撞"产生的"火花"。过敏体质的患者免疫系统发生紊乱，错误地将生活环境中可与正常人共存的、并不具备威胁的螨虫、花粉等过敏原识别为外界危险物质，并产生免疫球蛋白 E（IgE），进而在鼻腔黏膜表现出异常和过强的反应，导致鼻痒、喷嚏、清涕、鼻塞等过敏性鼻炎的症状。从疾病的病理机制上而言，过敏性鼻炎是一种免疫系统紊乱，反应过度的疾病。而免疫力通常是指人体抵御外来有害细菌、病毒、寄生虫等病原微生物入侵的能力。这些病原微生物对于所有人群都是危险物质，免疫力强的人抵抗这些病原微生物的能力也强，发生感染性疾病的风险就降低。过敏原不属于病原微生物，我们通常所说的免疫力也不针对过敏原，所以过敏性鼻炎不是免疫力低下导致的，而是患者过敏体质和过敏原"碰撞"导致鼻腔黏膜的过度反应。当然，有时一次上呼吸道的感染，也有可能会刺激或加速身体转变为过敏性体质从而发生过敏性鼻炎。

小孩的过敏性鼻炎会被"发育"带掉吗?

经常有家长这样问:"医生,我家小孩刚出生没多久就有湿疹,但两三岁左右好像就完全好了,几乎不怎么发作了。可是刚上小学,孩子又开始发作过敏性鼻炎了。有传言说,过敏性鼻炎会被'发育'带掉。那我家孩子是不是过了青春期,过敏性鼻炎就不治而愈了啊?"也有家长说:"大夫,我家小孩上幼儿园的时候有哮喘,他现在上小学了,几乎就不再发作了,但他现在过敏性鼻炎比较重,孩子到了初中会不会就好了啊?"正如前文所述,婴幼儿时期的皮肤、消化道的过敏逐渐在3岁左右得到缓解,但学龄阶段前后又发展演变为呼吸道过敏(哮喘和/或过敏性鼻炎)了。

哮喘是全世界范围内最常见的儿童慢性下呼吸道疾病。该病可在任何年龄段发病,通常起病于幼年,在学龄前发病的哮喘患儿,有接近一半的比例会在学龄期症状消失,也可缓解后复发,也可能持续,尤其是在过敏体质和严重哮喘患者,症状可能会持续终生。儿童期的哮喘是否能自然缓解,与多种因素有关。非过敏原因(如病毒、细菌等感染因素)诱发的哮喘,可随着年龄增大、免疫系统逐渐发育完善、抵抗力逐渐增强而得到缓解。但如果是过敏性哮喘,那自然缓解的概率明显降低。哮喘反复发作会因炎症反复刺激,导致气道黏膜增厚,腺体增生,平滑肌增生肥大,最终造成气道结构重塑,引起永久性的、不可逆转的肺功能下降。因此无论何种因素导致的哮喘，都应规范治疗，避免产生严重后果。

过敏性鼻炎的患病率在 5 岁以后迅速攀升，直至成为儿童主要的过敏性疾病。有研究显示，我国儿童的过敏性鼻炎患病率高达 15.79%；且 86.9% 的过敏性鼻炎患儿是中重度型。与哮喘的研究结果类似，儿童的鼻炎是否能在青春期得到缓解，也与导致鼻炎的原因密切相关。非过敏因素导致的鼻炎 73% 会随年龄增大缓解，但过敏性鼻炎的缓解概率只有 13～15%。一项对 3～17 岁儿童过敏性鼻炎的长期随访研究发现，仅有 10% 的患儿鼻炎症状在 10 年内会消失，而有 19% 的患儿在 10 年内发生了哮喘。可见过敏性鼻炎很难被所谓的"发育"带掉，很难随着年龄的增大而自然缓解。因而，过敏性鼻炎的患者很多是儿童和少年，也有很多是过了青春期的青年患者，这些青年患者有的是青春期或青春期以后发病的，更多的是在儿童时期即发病，一直伴随至今。

 过敏性鼻炎患者更易患癌吗？

网上曾有段时间出现了一些关于过敏性鼻炎容易变癌的文章。起因是中国台湾的学者们在 2014 和 2015 年发表的两篇英文文章。这两篇文章都发现：过敏性鼻炎患者罹患鼻咽癌的风险比一般人群高一些。这一发现对过敏性鼻炎患者来说，无异于在伤口上撒了一大把盐。

过敏性鼻炎是慢性炎症疾病，易反复发作。很多患者长期忍受疾病的折磨外，本来就忧心忡忡，现在又说过敏性鼻炎会变成癌，这无疑让患者更加担心受怕。为此，我特地从医学专业文献网站上将2篇论文下载后仔细研读了好几遍。发现，这两篇论文的作者们均明确指出：虽然过敏性鼻炎患者鼻咽癌的发病率稍高，但仍然无法明确这种关系的具体机制，也无法推测过敏性鼻炎和鼻咽癌之间具有因果关系。

　　为了更加清楚地了解过敏和癌之间的关系，我进一步扩大了文献范围，发现分别研究过敏和分别研究癌的论文不计其数，但研究两者之间关系的论文数量与单独研究二者的论文数量相比简直就天壤之别了。不仅研究数量少，而且这些研究涉及多种过敏（如过敏性鼻炎、食物过敏、药物过敏、湿疹、哮喘等）和全身多个部位的癌。由于不同的过敏和不同的癌发生机制本身就有很多影响因素，将两个复杂的疾病联系起来就更加复杂了。要真正弄清楚具体疾病和具体癌之间的关系，很难从现有的少量文献中得出真正的结论。2019年和2020年各有一篇论文将所有有关过敏和癌之间关系的论文（大约一共不到200篇）进行了总结，得出了如下结论：对于大多数癌（包括头颈部的肿瘤）而言，过敏可能是一种保护因素；对于少部分癌（如前列腺癌和膀胱癌），过敏可能是不利因素。

　　综上，过敏反应与肿瘤发生之间的关系很复杂，需要更多的研究来说明二者的关系及其具体的机制。尽管有两篇论文发现过敏性鼻炎患者鼻咽癌的发病率稍高，但更多的研究认为过敏是大多数癌的保护因素。所以，过敏性鼻炎患者和其他所有人一样，对于癌症可以保持警惕，没有必要过于顾虑。与其惶恐不安，我们不如更多地从个人生活习惯入手，养成良好的生活习惯（放松心情、戒烟戒酒、锻炼身体、杜绝熬夜、接种疫苗、定期体检、控制体重、均衡饮食、少吃腌制和油炸食物等），才能维持更健康的身体，减少肿瘤发生的可能性。

 好可怕啊，过敏性鼻炎患者又发现"鼻息肉"了？

很多过敏性鼻炎患者特别关注自己的鼻子，照镜子时对着鼻孔仔细端详；也有患儿家属经常拿手电筒去观察孩子的鼻孔。鼻孔本来就小，不瞧还好，一瞧发现白白肿胀的"鼻息肉"堵满了鼻孔。这该怎么办啊？患者或家属们通常惊吓出一身冷汗，赶紧跑到医院咨询："医生，你看鼻子里那块白白的肿肿的是不是鼻息肉啊，是不是要手术把它切除掉！"

作为医生的我，赶紧戴上专业头灯（一种戴在头上的像手电筒一样的聚光灯），拿起窥鼻武器（撑开鼻孔的常用耳鼻喉工具），撑开小小鼻孔，确实发现了那快白白胖胖的肉，但是却没找到鼻息肉。患者或家属能看到的这块"白白胖胖的肉"通常是黏膜极度苍白水肿的下鼻甲。下鼻甲是鼻腔的正常组织结构，通常其色泽呈粉红色，与周围组织有一定的间隙形成鼻道保证通气功能。过敏性鼻炎的症状如果没有得到很好地控制，鼻腔的整个黏膜就会苍白水肿，下鼻甲不仅会肿成"白白胖胖的肉",还会堵塞小小的前鼻孔导致严重的鼻塞。这种情况下,规范地治疗过敏性鼻炎通常可以使白白胖胖的肉恢复成粉红的健康状态,狭窄的鼻道也能恢复通气。所以这种肉采用规范的药物治疗就可以了,一般不需要手术切除。

我们通常所说的鼻息肉是指来源于中鼻道或者嗅裂的,一个或多个表面光滑的、灰白色的、如荔枝肉样的半透明肿物。常发生于双侧鼻腔,会引起持续的鼻塞,随着鼻息肉的体积增大,鼻塞逐渐加重。非专业人员对着镜子或用手电筒一般不能观察到中鼻道或嗅裂的息肉。只有当其发展到非常大时才能突至前鼻孔被非专业人员发现。如今鼻内镜检查已经非常普及,怀疑或担心鼻息肉时不必慌张,可至医院进一步检查。药物治疗可以减轻鼻息肉的水肿状态,使其略缩小,但很难完全消除鼻息肉。大多数鼻息肉还是需要手术切除联合药物规范治疗。

 食物会引起过敏性鼻炎吗?

食物是引起过敏的最常见物质,能引起过敏的食物高达170多种,其中超过90%的食入性过敏都是由牛奶、鸡蛋、鱼、甲壳类水产品、小麦、花生、大豆、坚果类等4类动物性食品和4类植物性食品组成。这些司空见惯的食物对于普通人而言是营养丰富的美食,但是对于过敏的特殊人群而言可能就是

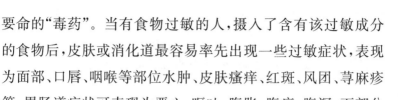

要命的"毒药"。当有食物过敏的人,摄入了含有该过敏成分的食物后,皮肤或消化道最容易率先出现一些过敏症状,表现为面部、口唇、咽喉等部位水肿、皮肤瘙痒、红斑、风团、荨麻疹等,胃肠道症状可表现为恶心、呕吐、腹胀、腹痛、腹泻,而部分患者可能伴有呼吸道过敏的症状,表现为过敏性鼻炎和/或哮喘,严重的可能会出现过敏性休克甚至导致死亡等。食物过敏多于摄入后 2 小时内发生,过敏的反应程度因人而异,有人仅有皮肤表现,也有人稍微吃点海鲜或花生或其他过敏的食物,就发生全身红肿瘙痒、哮喘等严重过敏反应甚至休克。一般食物诱发的呼吸道过敏症状常伴有皮肤或消化道的过敏表现,常为全身过敏反应的一部分,较少表现为孤立的鼻炎或哮喘。也就是说,绝大多数的患者不会因为吃某些食物而只引起过敏性鼻炎的发作,只有很少的患者在吃某些特定的食物时会诱发孤立的过敏性鼻炎发作。一般而言,呼吸道过敏(过敏性鼻炎和哮喘)多以吸入性过敏原致敏为主,而皮肤和消化系统过敏与食入性过敏原致敏关系更为密切。经口摄入是食物变应原最常见的暴露途径,有时特别敏感的患者在吸入食物蛋白粉尘或气溶胶颗粒也可以触发呼吸道症状,如蒸鱼时,空气中弥漫的足够浓度的食物过敏原,过敏患者吸入后,可能会产生过敏反应。

　　过敏原有时也会随着年龄的增长发生变化,一般超过 2 年或怀疑新出现过敏原或症状明显变化时是可以再次检测的。儿童的致敏谱随着年龄的增长发生变化的可能性较大,因而儿童再次检测的间隔时间可以缩短。

过敏性鼻炎可以降低新冠病毒感染的几率？

目前仅有少量研究显示过敏性鼻炎和新冠病毒感染风险之间的关系，而且这些数据大多间接来源于变应性哮喘和新冠病毒感染风险之间的研究。血管紧张素转换酶2（ACE2）是新冠病毒入侵人体的受体。美国威斯康星大学医学与公共卫生学院的研究发现，过敏性鼻炎与支气管哮喘患者气道上皮细胞中 ACE2 表达水平下降，这项研究从侧面验证了过敏性鼻炎与支气管哮喘患者不易感染新冠肺炎。但是韩国的一项大样本数据研究却得出了相反的结论，他们认为呼吸道变应性疾病是新冠病毒感染或发展为重症新冠肺炎的危险因素，这些患者感染新冠病毒后的致死率、重症监护室入住率、无创通气使用率和住院天数均会增加。此外，美国疾病控制与预防中心也认为中重度哮喘可能是感染新冠肺炎的高危因素。新冠病毒会严重影响患者的呼吸系统，可能诱发哮喘的急性发作，甚至诱发肺炎和急性呼吸道疾病。因此，目前还需要更多的研究来探讨变应性疾病与新冠病毒感染风险之间的相关性。

 过敏原检查结果还没出来，医生怎么就开药治疗了呢？

经常有很多患者问医生："我的过敏原检查结果还没出

来,你怎么就给我开药治疗了呢?"当你因为"鼻炎"的困扰来到医生的诊室寻求帮助的时候,医生会对你进行详细的问诊和体格检查。过敏性鼻炎的患者通常都会有非常典型的症状,比如成年患者可能会告诉医生经常晨起打喷嚏、流清水鼻涕、鼻痒或鼻塞,这个时候医生心里已经在对您的病情进行分析了,有了大致的判断。而后,医生会用窥鼻器检查您的鼻腔。过敏性鼻炎急性发作时,鼻腔黏膜通常苍白水肿、鼻甲不同程度肿大、鼻道狭窄并有大量清水鼻涕。根据您的症状,再结合您鼻腔的表现,您的"案底"在医生心里已经八九不离十了。为了进一步明确您是否因为某一特异性过敏原引起的,医生会建议您进行过敏原的检测;如果您具有比较严重的鼻塞、或者嗅觉下降明显,或者伴有脓性分泌物等等,那么可能会建议您进行鼻内镜检查,或者结合鼻窦 CT,来进一步帮助诊断。总之,在对您进行全面的问诊和体格检查后,医生对您的病情已经有比较充分的了解了。由于很多检查结果无法当天知晓,此时为了缓解您的症状,医生可以给您进行对症治疗。所谓对症治疗就是指用药物改善患者的症状。对症治疗是过敏性鼻炎的常用治疗方式,它虽然不能消除病因,但可以明显缓解患者的不适,提高患者的生活质量。无论哪种过敏原,使用药物进行对症治疗都是非常有效的。如果是其他类型的鼻炎,医生仍然可以根据患者的症状进行药物治疗。各种类型的鼻炎治疗原则都是有明确致病因素者,应尽量予以避免,并进行对因治疗;病因不明或无法避免致病因素者,主要给予对症治疗控制症状。根据症状的严重程度,分别选择有针对性的药物。对症治疗适合各种类型的鼻炎，且对所有过敏原都有效，因而药物治疗在过敏原检查结果出来之前就可使用。待检查结果出来后，医生可以根据检查结果和治疗后的反应进一步分析病情和调整治疗。

 复方感冒制剂为什么能改善过敏性鼻炎的症状？

　　感冒和过敏性鼻炎都有喷嚏、流涕和鼻塞的表现。因而很多过敏性鼻炎患者在早期以为是感冒发作，感冒药很多又是非处方药，也就是说，患者可在药店自行购买，或在药师指导下购买，在使用感冒药后过敏症状也得到了改善，所以很多过敏性鼻炎患者在发病初期经常误以为自己是反复感冒。那么感冒药为什么能改善过敏性鼻炎的症状呢？

　　我们先来看一下市面上常见的感冒药的主要成分。

药名	主要成分
泰诺（酚麻美敏片）	对乙氨基酚，盐酸伪麻黄碱，氢溴酸右美沙芬，马来酸氯苯那敏
白加黑（美息伪麻片）	日用片：对乙酰氨基酚、盐酸伪麻黄碱、氢溴酸右美沙芬；夜用片：对乙酰氨基酚、盐酸伪麻黄碱、氢溴酸右美沙芬、盐酸苯海拉明
康必得（复方氨酚葡锌）	每片含对乙氨基酚100毫克，葡萄糖酸锌70毫克，盐酸二氧丙嗪1毫克，板蓝根浸膏粉250毫克。

药名	主 要 成 分
速效伤风胶囊	每粒含对乙酰氨基酚 250 毫克,咖啡因 15 毫克,马来酸氯苯那敏 1 毫克,人工牛黄 10 毫克
感冒通片(氯芬黄敏片)	每片含:双氯芬酸钠 15 mg 人工牛黄 15 mg,马来酸氯苯那敏 2.5 mg
金刚感冒片	对乙酰氨基酚、咖啡因、氯苯那敏、金刚烷胺、人工牛黄
臣功再欣	葡萄糖酸锌 0.1 g,布洛芬 0.3 g 克,马来酸氯苯那敏 4 mg
感冒灵颗粒	三叉苦、岗梅金益银盘、薄荷油、野菊花、马来酸氯苯那敏、咖啡因、对乙酰氨基酚
复方感冒灵颗粒	金银花、五指柑、野菊花、三叉苦、南板蓝根、岗梅、对乙酰氨基酚、马来酸氯苯那敏、咖啡因。
维 C 银翘片	金银花、连翘、荆芥、淡豆豉、牛劳子、桔梗、薄荷油、芦根、淡竹叶、甘草、维生素 C、马来酸氯苯那敏、对乙酰氨基酚

　　市面上的感冒药大多为复方制剂,也就是说虽然只选用了一种感冒药,但这种感冒药是几种不同类别的药物混合而成的制剂。从这些药物的主要成分中我们可以发现很多感冒药(包括一些含有中成药的感冒药)中都包含了抗组胺药物(氯苯那敏、苯海拉明、盐酸二氧丙嗪),有些感冒药还包含了缩血管药物(伪麻黄碱)。抗组胺药就是我们常说的抗过敏药物,它是过敏性鼻炎的一线药物,能使患者鼻痒、打喷嚏、流鼻涕等症状减轻。缩血管药物可对呼吸道上皮黏膜中的血管产生收缩作用,从而缓解鼻腔黏膜充血而减轻鼻塞症状。因此,在服用含有这

些成分药物的感冒药制剂时,患者的过敏症状也得以改善。

 治疗过敏性鼻炎需要使用消炎药(抗生素)吗?

过敏性鼻炎是一种最常见的慢性鼻炎,它是最典型的过敏性疾病,是一种免疫疾病,是人体免疫功能失调,出现不平衡的状况导致的鼻黏膜的慢性非感染性炎症。非感染性就是说不是病原微生物感染引起的。而抗生素是指具有杀灭或抑制病原微生物作用,治疗感染性疾病的一类药物的总称。所以过敏性鼻炎是不需要常规使用抗生素等消炎药的,使用抗生素对过敏性鼻炎一般也没有治疗作用。抗生素需要合理正确使用。滥用抗生素不仅增加了患者的医疗成本,也可能无端增加患者的药物不良反应,同时还可能加速细菌耐药性的产生,从而使真正需要抗生素治疗的感染性疾病的治疗更为困难。但当过敏性鼻炎患者伴发感染性疾病时,也是需要使用相应的抗生素治疗的。

 什么是药物性鼻炎?

药物性鼻炎是指全身或鼻部使用药物后引起的鼻黏膜持续性炎症,有时也称为药物介导性鼻炎或化学性鼻炎。该病主要表现为双侧持续性鼻塞、嗅觉减退、鼻腔分泌物增加,并由清水鼻涕转为粘稠鼻涕，鼻腔还会出现干燥不适及烧灼感，部分可合并打鼾、头晕、头痛、张口呼吸、失眠、口干、咽喉疼痛等，严重者伴有胸闷、心悸等症状。一般停药后鼻黏膜可逐渐恢复正常。

临床上以长期滥用鼻部减充血剂（血管收缩剂）导致的药物性鼻炎最常见。这类药的主要作用是收缩鼻腔的血管，减轻鼻黏膜肿胀，从而使鼻腔通畅缓解鼻塞。但高浓度、每次大剂量、使用频率高和长期使用减充血剂（一般连续 10 天以上），会使血管长期收缩从而导致缺氧，进而引起反应性血管扩张导致鼻黏膜肿胀引起鼻塞，鼻黏膜腺体分泌增加导致鼻涕增多，鼻黏膜的上皮纤毛功能也发生障碍，甚至脱落。这时就会出现随着使用时间的延长，药物使用次数越来越多，但鼻塞反而越严重的现象，即药物增量疗效减小的反跳现象。所以长期使用这类药物，会感觉药物效果越来越差，从而不自觉地增加使用次数和剂量，变得越来越依赖这类药物，最终就形成了药物性鼻炎。

 哪些药物会引起药物性鼻炎？

能引起药物性鼻炎的药物主要包括鼻用减充血剂、口服非甾体类抗炎药物（NSAIDs）、降压药物、抗抑郁药物与抗精神分裂症药物、避孕药物等。

1. 鼻用减充血剂这类药物主要分为两类：咪唑啉类（如

萘甲唑啉、羟甲唑啉、赛洛唑啉等）和交感胺类（麻黄碱、伪麻黄碱、去氧肾上腺素等）。虽然这些药物不适合长期使用，但与其他药物相比，它们缓解鼻塞和收缩血管的作用非常明显，所以它们在鼻部疾病的诊治中仍然具有重要的临床意义。在临床使用时我们要注意：血管收缩剂类滴鼻药物不是绝对禁止，只要科学合理使用这类药物，也是可以避免药物性鼻炎的。鼻用减充血剂的浓度、每次剂量、应用频率及应用时长这4个因素决定了是否会发生药物性鼻炎。高浓度、每次大剂量、应用频率高及长期应用容易发生药物性鼻炎；低浓度、每次小剂量、应用频率低及短期使用则不容易发生药物性鼻炎。因此，临床推荐低浓度、每次小剂量、短疗程、低频次和间断使用。一般建议连续用药 7 天即应停药，若仍觉得鼻塞，可以休息 3 天后可再次应用，并尽量少用这类药物。现在国内仍有很多减充血剂药物。临床上，这类药物是治疗过敏性鼻炎的二线药物，可以快速缓解鼻塞，常与其他药物联合使用。与鼻喷药物联合使用时，建议先使用减充血剂药物增加鼻腔的通畅程度，数分钟后再使用其他鼻喷药物，从而使后面的喷鼻药物更容易达到鼻腔深部，提升其他药物在鼻腔的分布范围。在鼻出血或手术中还经常利用这类药物的缩血管作用迅速收索血管促使止血。3 岁以下儿童不推荐使用。在使用鼻部用药时应注意查看药物成分，留心这些容易导致药物性鼻炎的滴鼻剂和喷鼻剂。疑似药物性鼻炎时，立即停用缩血管药物，改用其他药物替代缩血管药物。

2. 非甾体类抗炎药物所致的药物介导性鼻炎属于局部炎

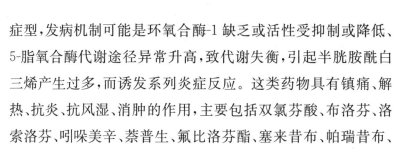

症型,发病机制可能是环氧合酶-1缺乏或活性受抑制或降低、5-脂氧合酶代谢途径异常升高,致代谢失衡,引起半胱胺酰白三烯产生过多,而诱发系列炎症反应。这类药物具有镇痛、解热、抗炎、抗风湿、消肿的作用,主要包括双氯芬酸、布洛芬、洛索洛芬、吲哚美辛、萘普生、氟比洛芬酯、塞来昔布、帕瑞昔布、艾瑞昔布、依托考昔、尼美舒利等。系统使用这类药物除引起逐渐加重的鼻部症状如鼻塞、鼻痒、流涕、喷嚏等,有时甚至引起哮喘急性发作,称为非甾体类抗炎药物加重的呼吸道疾病。

3. 降压药物通过神经源性机制诱发药物性鼻炎。这类药物通过抑制交感神经兴奋性而发挥降压作用,可降低交感神经张力,从而可能导致鼻腔副交感神经系统活性相对增强,而致鼻塞、充血、流涕等症状出现,这些药物包括甲基多巴、可乐定、利血平、新斯的明、硫酸甲基噻嗪、肼苯哒嗪、胍乙定等。也包括一些治疗高血脂、动脉硬化的药物等。

4. 精神类药物可能是通过神经调节机制所致。包括抗抑郁药物阿米替林,镇静类安眠药、安定药、及抗精神分裂症药物氯丙嗪、硫利哒嗪、氯氮平、利培酮等可致鼻塞、鼻炎症状。

5. 避孕药炔诺酮、甲地孕酮,可引起鼻黏膜鳞状上皮化生,黏膜固有层腺体增生,而致慢性肥厚性鼻炎。

 网红鼻炎药水是真的好药吗?

网红鼻炎药水是我在门诊经常被患者咨询的药物。他们经常问这种药能不能长期使用？

　　由于网红药水作用于鼻腔，起效快，能让患者体会到立竿见影的效果，所以很多患者感觉这个药物很神奇。他们开始使用这个药物时，自觉效果非常"灵"，但随着使用时间的延长，效果却大不如从前，以前一天使用两次就觉得效果不错，但现在自觉鼻腔通畅的时间越来越短，鼻堵症状也越来越重，对药物越来越依赖，一天使用七八次效果也不尽人意，特别是夜间，经常被鼻塞打断睡眠，导致睡眠质量非常差。很多患者觉得自己越来越离不开这种药。这种情况已经形成药物性鼻炎了。其原因就是这些网红鼻炎药水中含有缩血管药物。

　　缩血管药物滥用在人群里广泛存在，原因有药物的使用宣教不到位的问题，也有现在的互联网无限推广带动等。其实，这些药物并非只有网上才有，医院里类似的药物也非常多。早些年代，这些药物在国内使用非常普遍。为防止药物滥用出现药物性鼻炎，我国的医务工作者对这类药物的使用发布了明确的限制，也就导致患者无法在药店轻易买到相关药物。这反而促成了相关药物成为网红药水。这类药物在某些国家是 OTC（非处方）药物，可以轻易在药店购买到。网红药水的主要成分就是萘甲唑啉，这其实就是我国早些年代已经被禁止使用的"滴鼻净"。

　　所以，网红鼻炎药水不是真"灵"，医院也不是没有这类药物，盲目追捧网红可能造成药物性鼻炎。大家在购买鼻用药物时一定要注意查看药物成分，即便是标榜纯中医制剂的也需注意，更应警惕国外直购的药物。如果一种药滴完鼻子立马就能缓解鼻塞的话，药物的主要成分很有可能就是缩血管剂（见 49 页）。这类滴鼻药使用时间长了会"上瘾"，会让患者产生严重的依赖性，甚至是药物性鼻炎。如果出现这些情况，赶快停药并使用其他药物代替，或到正规医院进一步诊治吧！

查找

过敏性鼻炎的致敏物质

导致过敏性鼻炎最常见的过敏原有哪些？

导致过敏性鼻炎的过敏原最主要是经呼吸道吸入的各种过敏原,也称为吸入性过敏性原。它们一般飘散在空气中,看不见、摸不着,但它们和空气一样,无处不在、无时不有。它们悄无声息地被人们吸入到鼻腔,从而导致鼻子过敏的人群发作鼻炎。常见的种类有:

1. 屋尘　是指室内积聚的尘埃,是多种过敏原的混合物,包括螨虫的尸体、排泄物、动物皮屑、毛发、霉菌、细菌等。它们有些漂浮在室内空气中,有些附着在家具表面,有些躲藏在久置的报刊、书籍和衣物内。

2. 螨虫　是一类体型微小的节肢动物,它和蜘蛛可是同纲亲戚呢!它们同属于节肢动物门下的蛛形纲。螨虫的种类繁多,地球上已知的就有 5 万多种,能够引起过敏性疾病的主要是尘螨,以屋尘螨和粉尘螨为主。尘螨主要以人体脱落的皮屑为食。它们非常小,直径通常不到 0.5 毫米,看不见摸不着。它们的繁殖速度非常快,1 只尘螨平均一个月可以繁殖100 只尘螨。作为人类最亲密的室友,几乎无处不在,无孔不入,床垫、枕头、被褥、沙发、靠垫,甚至是衣物、书本、饼干碎屑上都有他们的足迹。活螨、螨虫的尸体、皮屑和排泄物都具有强烈的致敏性。

扫描二维码可以观看放大的螨虫如何寻觅食物

3. 昆虫　很多昆虫的甲壳、毛发、皮屑、残骸、分泌物和排泄物等都是过敏原，如蟑螂、蜂类、蚊虫、苍蝇、飞蛾、蝴蝶等。在各类昆虫中，蟑螂和我们的生活关系最为密切，是比较常见的过敏原。蟑螂喜欢藏匿于阴暗潮湿的角落里，以厨房多见，即便死后也不易被发现。它们的虫体、虫卵、蜕皮、唾液、排泄物等可被分解为细小颗粒，悬浮在室内空气中，它们经过的地方也会被蟑螂污染从而沾上蟑螂过敏原，这些过敏原通过呼吸道或者接触进入人体，从而诱发过敏性疾病。

4. 宠物　所有带皮毛或者羽毛的动物都有可能引起过敏反应，特别是猫和狗，它们是常见的宠物过敏原。宠物的唾液、尿液、粪便和皮屑都具有致敏性，它们可以沉积于墙壁、家具、衣物或其它物品表面，并且在很长时间内都不会失去它们的致敏性。近年来随着宠物饲养者日渐增多，猫狗过敏的患者也逐年增加。宠物过敏原尤其是猫过敏原体积很小，可在空气中长期存在，研究显示公共场所的所有灰尘样本中均存在猫狗过敏原。

5. 霉菌　霉菌在室内外均可以生长，常见的引起呼吸道过敏的真菌有链格孢属、枝孢属、青霉菌属以及曲霉菌属、念珠菌属等。霉菌孢子、菌丝通过空气传播可致敏，易随风飘起而四处飘散。除了一般的过敏，霉菌还与某些特殊类型的鼻窦炎和哮喘关系密切,如烟曲霉可引起变应性鼻窦炎和变应性支气管肺曲霉菌病。

6. 花粉　花粉是植物的雄性生殖细胞,附着在植物雄蕊上的黄色或橘黄色的粉末,其结构呈微小颗粒状,体积很小,直径大多在 30～50 微米,比人体红细胞只大几倍,单个花粉颗粒肉眼无法看见,一朵花的花蕊中会有数百万粒花粉。容易引起花粉症的植物通常具有以下特点:1)是风媒花,属气传花粉,花朵一般较小,不美观或退化,也没有芳香;2)花粉质量轻、产量大、体积小、极易随风飘散;3)该植物在当地较常见;4)花粉的播散期较长,可以持续几个月。它们可能是路边的小野花,也可能是那些鲜艳花朵的旁边的树或是草。我国主要的致敏花粉为松科、蒿属、杨属、禾本科、柳属、柏属、藜科、草属、苋科、悬铃木属等。过敏花粉在春季和夏秋季节常见,冬季较少。春季树木花粉多集中在 3—5 月份,以柏树、法国梧桐树、白蜡树、桦树、杨树、柳树等常见;夏秋季花粉多集中在 8—9 月份,主要来自禾本科与谷类、梯牧草等植物,如大麦、小麦、燕麦、黑麦、龙须草、鸭茅、天鹅草、黑麦草等和艾蒿、葎草、豚草等杂草植物。禾本科花粉的飘散时间最长,几乎全年都有但以秋季为多。秋季花粉症的发病率显著高于春季,症状也比春季重。我们常见的芬芳多彩的装饰用的花店鲜花和观赏花卉,如玫瑰、向日葵、百合等,多为虫媒花粉,其花粉颗粒大,比较粘稠,在空气中较风媒花粉易沉淀,因而这类花粉播散范围较小,相对不容易导致过敏,由它们导致的过敏性鼻炎患者的数量也较少。

我国吸入性过敏原的分布有什么特点？

我国地域辽阔，受地理环境、气候生态、植被覆盖和地形条件等多因素的影响，气传过敏原分布的种类和数量呈现明显的地域差异。

尘螨是我国最常见的吸入性过敏原，也是最主要的常年性室内过敏原。虽然一年四季都可生长繁殖，但尘螨浓度也可随着季节呈现波动变化。不同的地区由于气候条件不一样，螨虫的高峰期也不一样。北京地区室内螨虫浓度高峰期为春、秋季，顶峰期为 10 月份，而广东地区室内螨虫浓度冬春季节较高，夏秋季节较低，高峰在春季，高峰时间与哮喘高发时间基本一致。

由于南方相对潮湿温暖，而北方干燥寒冷，尘螨、霉菌和蟑螂更易在南方生长繁殖，其浓度南方明显高于北方；而室外花粉的数量，北方明显高于南方。北方地区夏秋季为主要花粉季节，以大籽蒿、黄花蒿、葎草、豚草、藜科等草花粉为主，它们生长在路边、荒地、水沟、郊野和山区，具有顽强的生命力，花朵小而密，却能释放出数量惊人的花粉；南方地区春季为主要花粉季节，以槐树、梧桐、柳树、杨树、柏树、桦树、杉树等树木花粉为主。

由于植物花粉的传播有明显的周期性，花粉是典型的季节性过敏原。阳春三月以后万物苏醒，树木发芽，百花盛开，伴随着第一个花粉高峰期——春季的到来；夏季初期大部分植物处于生长期，开花的较少，花粉相对不多；到了夏末和秋季，各种作物草类相继开花结果，第二个花粉高峰期随之而到；冬季寒冷，树木落叶，花草凋零，只有很少量的陈旧花粉，一年当中花粉的最低值在冬季。

近 10 年来，随着饲养宠物的增加，我国动物皮毛致敏逐年增长。

 过敏性鼻炎患者一定要查过敏原吗？

临床上，强烈推荐过敏性鼻炎、哮喘和怀疑与过敏相关的慢性咳嗽进行过敏原检测，这对于明确过敏原，确定过敏性疾病的病因具有重要意义，也有助于和其他疾病的鉴别诊断。如过敏性鼻炎与其症状高度相似的血管运动性鼻炎进行鉴别时，过敏原的检测发挥着重要作用。同时，明确过敏原后才能更好地采用过敏性鼻炎"环境控制、药物治疗、免疫治疗、患者教育"四位一体的综合治疗方法对过敏性鼻炎进行科学全面防治，有助于教育患者避免接触过敏原和开展过敏原特异性免疫治疗。此外，临床上也推荐持续性中重度湿疹，特别是那些常规治疗效果不佳的患儿做过敏原检测，但是不建议无过敏临床表现的人群常规筛查过敏原。

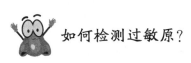 **如何检测过敏原？**

　　过敏原检测是明确过敏原，确定过敏性疾病病因的重要方法。在临床诊断和治疗过程中，一定要详细询问患者的过敏史，将辅助检查结果结合患者临床病史，才能最终确定过敏原的类型和致敏程度以及它们与疾病的一致性。只有与病史相符合的过敏原阳性结果才具有诊断"过敏"的意义。过敏原检测分为体内过敏原检测和体外过敏原检测。体内过敏原检测，包括皮肤点刺试验、皮内试验、斑贴试验和过敏原激发试验。皮肤点刺试验因简单方便、快速灵敏、结果直观、价格便宜等特点，是临床上最常用的体内过敏原检测方法，在国内外均广泛使用。体外过敏原检测，包括免疫球蛋白 E（简称 IgE）检测和嗜碱性粒细胞活化试验等。IgE 检测不受皮肤条件和常规药物（奥马珠单抗除外）的限制，检测前无需空腹，是目前临床应用最为广泛且方法学发展最快的体外过敏原检测方法，检测项目通常包括特异性 IgE 检测和总 IgE 检测。针对特定过敏原检测的特异性 IgE 对过敏性疾病过敏原的确定具有重要意义。

　　除临床上常用的皮肤点刺试验和血清 IgE 的检测外，其他检测方法由于各种原因目前尚未在临床上广泛开展。其中，过敏原鼻黏膜激发试验是将某种过敏原直接作用于鼻黏膜，模拟自然发病的情况，观察是否诱发过敏性鼻炎的相关症状。该方法对于临床诊断过敏性鼻炎具有重要意义。严格来说,过敏原鼻黏膜激发试验才是临床诊断过敏性鼻炎的金标准,但该方法存在严重过敏反应的风险、操作复杂。当皮肤点刺试验和特异性 IgE 检测均为阴性但临床高度怀疑过敏性鼻炎,或皮肤点刺试验和特异性 IgE 检测结果不能解释临床症状时,在有抢救设施的医疗机构内并在经验丰富的专科医生和护士监护下可以谨慎开展鼻黏膜激发试验。该方法是诊断局部过敏性鼻炎的最佳手段。

 过敏性鼻炎患者常用的两种过敏原检测方法有何区别?

过敏性鼻炎患者常用的两种过敏原检测方法是皮肤点刺试验和血清特异性 IgE 检测。皮肤点刺试验也经常被大家称谓"扎针"。检测方法是将少量标准化的过敏原点刺液滴于患者皮肤(通常选择前臂内侧皮肤),再用点刺针轻轻刺破皮肤表层,让微量的过敏原进入体内,15 分钟后观察局部皮肤过敏反应来判断过敏反应的程度。所以皮肤点刺试验存在诱发严重过敏反应的风险,虽然这个风险较低,但仍建议在专业人员的指导下规范操作并做好抢救准备以防万一。血清特异性 IgE 检测是通过"抽静脉血"来直接检测血清中的 IgE。IgE 是血液中一种具有免疫功能的抗体,有抗感染作用,尤其在寄生虫感染方面具有重要作用,同时也与过敏反应息息相关。血清特异性 IgE 检测适用于任何年龄的患者,特别是皮肤状况较差、可能受用药影响、哮喘急性发作期或严重未控制、严重过敏反应的患者。皮肤点刺试验和血清特异性 IgE 检测具有相似的诊断性能和相似的诊断价值，相互补充，但不可替代。临床医生会根据不同过敏原检测方法的特点、患者具体疾病情况以及医院开展的检测项目决定过敏原的检测方式。它们各有特点：

特点	皮肤点刺试验	血清特异性 IgE 检测
全身过敏反应风险	有	无
抗组胺药物的影响	有	无
糖皮质激素的影响	有	无
广泛性皮炎和皮肤划痕的影响	有	无
检测结果直观性	是	否
结果评判	有一定主观性	客观，定量或半定量分级
快速出检测结果	是	否
费用	低	高

 皮肤点刺试验有哪些注意事项？

皮肤点刺试验是一种间接检测体内特异性 IgE 的方法。如果受试者对该过敏原过敏，则微量过敏原进入试验部位皮下组织后，与肥大细胞表面的过敏原特异性 IgE 结合，诱导肥大细胞脱颗粒并释放组胺及其他炎性介质，使局部皮肤充血水肿，表现为高出皮面的红晕或风团,从而间接证实体内存在特异性 IgE 的事实。根据红晕的程度和风团的直径大小,可评估受试者对相应过敏原的过敏程度。皮肤点刺试验结果的准确性受药物使用、皮肤条件和身体状况等多种因素影响,所以为了避免结果误判,一定要按操作流程规范执行,有以下几点需注意:

1. 进行皮肤点刺检测前一段时间需要停用一些会影响结果的药物。

① 口服抗组胺药对皮肤反应有抑制作用,一般持续 3—7 天,宜停药(包括含有抗组胺成分的感冒药)1 周后行皮肤点刺试验。

② 全身性激素治疗(强的松超过 10 mg/天)者应在试验前一天停服激素。如使用激素油膏,应避免涂抹在点刺试验部位。

③ 三环抗抑郁药可影响皮肤点刺试验结果,最后一次给药可一直持续 2 周。应慎重考虑权衡停用三环抗抑郁药带来的风险和皮肤点刺试验带来的益处。

2. 严重过敏反应发作期或既往曾发作严重过敏反应者不宜常规进行皮肤点刺试验,如临床医师判断有必要进行,则应在具备抢救设施和医疗人员的场所进行。

3. 重度哮喘急性发作期肺功能较差时不宜进行皮肤点刺试验,如临床医师判断有必要进行,则应在具备抢救设施和医疗人员的场所进行。

4. 皮肤划痕症,泛发性荨麻疹或湿疹(特应性皮炎)在皮损区不宜进行皮肤点刺试验。

5. 感染性疾病患者（如麻风等）可引起假阴性结果不宜进行皮肤点刺试验。

6. 年龄过小的儿童不宜进行皮肤点刺试验。

7. 皮肤局部过度松弛、萎缩、有色素沉着、瘢痕、手术切口的患者进行皮肤点刺试验可能影响结果判读。

8. 正在使用 β 受体阻滞剂者应谨慎进行皮肤点刺试验，以防严重过敏反应时影响抢救效果。

9. 妊娠期或哺乳期应谨慎进行皮肤点刺试验。

10. 由于皮肤点刺试验可能会发生全身过敏反应，患者必须在试验后留观 30 分钟。

11. 当不宜进行皮肤点刺试验时，可选择血清 IgE 的检测。

药物对 SPT 抑制情况

药物	抑制程度	持续时间
H1 抗组胺药		
口服	＋＋＋＋	3～7 d
鼻用	0	—
H2 抗组胺药	0	—
糖皮质激素		
全身短期应用	0	—
全身长期应用	可能	—
吸入或鼻用	0	—
局部皮肤使用	＋～＋＋	最长可达 1 周
孟鲁司特钠	0	—

（续表）

药物	抑制程度	持续时间
茶碱	0～＋	－
β2受体激动剂	0～＋＋	－
丙咪嗪	＋＋＋＋	最长可达21 d
吩噻嗪	＋～＋＋	最长可达10 d
奥马珠单抗	＋＋＋＋	＞6周，最长可达1年[17]

注："－"示无此项。

 皮肤点刺报告如何解读？

通常在皮肤点刺完成15～20分钟后判读结果，当过敏原风团直径大于阴性对照直径3mm，判定为阳性反应。阳性反应的强度可以通过计算皮肤指数（SI），即变应原风团直径与组胺风团直径的比值〔风团直径为最大径和最小径（经最大径中点的垂直线）的平均值〕进行评估，其比值即SI，结果分为4个等级：＋为$0.3 \leqslant SI < 0.5$；＋＋为$0.5 \leqslant SI < 1.0$；＋＋＋为$1.0 \leqslant SI < 2.0$；＋＋＋＋为$SI \geqslant 2.0$。

 血清免疫球蛋白E（简称IgE）如何检测？

现阶段临床常规开展的过敏原检测包括血清总IgE和特

异性 IgE。变应性疾病、自身免疫病、免疫系统缺陷病、寄生虫感染、奥马珠单抗的使用以及其他一些因素（如种族）均可影响体内总 IgE 的水平。血清总 IgE 水平升高仅能提示过敏反应的可能性大，其临床意义有限，不能作为过敏性鼻炎的独立诊断依据。临床上不乏过敏患者总 IgE 不高，但存在过敏原特异性 IgE 阳性的情况。约 1/3 的常年性过敏性鼻炎患者血清总 IgE 在正常范围。因此，总 IgE 升高并不能诊断过敏性疾病，而总 IgE 不高也不能排除过敏性疾病。

特异性 IgE 检测适用于任何年龄的患者，不受皮肤条件和身体状况的限制。通常，血清特异性 IgE 水平的临界值为 0.35 kU/L，大于或等于该值即为阳性，提示机体处于致敏状态。测定结果分为 7 个级别，0 级：<0.35 kU/L；1 级：0.35～0.69 kU/L；2 级：0.7～3.4 kU/L；3 级：3.5～17.4 kU/L；4 级：17.5～49.9 kU/L；5 级：50～100 kU/L；6 级：>100 kU/L。血清特异性 IgE 水平可以客观反映机体的致敏情况，与临床过敏症状相符的阳性结果可明确为主要过敏原。然而，特异性 IgE 的分级越高，只能说明发生过敏的风险越大，其与疾病严重程度不一定相关，特异性 IgE 阳性也不一定会引起临床症状。

 患者进食无不适表现的食物居然特异性 IgE 阳性，是咋回事？

食物血清特异性 IgE 结果阳性时仅说明机体对该食物致

敏,并不表明该食物可以导致过敏性鼻炎(即过敏)。出现这种现象可能有以下几种可能:

1. 患者处于该过敏原的致敏状态:包括部分患者既往可能确有该过敏原导致的食物过敏,但现在已经耐受不再出现过敏症状,比如很多人在婴幼儿时期鸡蛋和牛奶过敏,随着年龄增大,到儿童时期鸡蛋和牛奶就已经耐受了;也包括少数患者既往和现在接触相关过敏原均无食物过敏的表现,未来可能会出现相关的症状而表现出相应的过敏;还包括有可能是无效的致敏,即虽然检测出了相关的过敏原,但实际该过敏原特异性 IgE 占总 IgE 的比例过低,不足以激发过敏症状。

2. 另一种可能性就是交叉反应导致的致敏,是由于部分过敏原之间存在相似的表位,使得检测的 IgE 抗体在与抗原结合时发生了不同过敏原间的交叉反应,举例说明如下:若检测结果显示尘螨特异性 IgE 阳性(一般检测的过敏原蛋白组分名称叫 Der p1),同时合并虾特异性 IgE 阳性(一般检测的过敏原蛋白组分名称叫 Der p10),但患者平日经常进食虾并无过敏表现,则首先考虑是由于尘螨和虾有交叉的原肌球蛋白组分 Der p10 导致,即检测报告中显示的虾特异性 IgE 阳性实际是检测到了尘螨中的原肌球蛋白组分 Der p10,而不是真正的虾过敏。花粉-花粉,花粉-食物,尘螨/蟑螂-甲壳类食物均存在交叉反应。

与吸入性过敏原可能存在交叉反应的食物

吸入性过敏原	可能存在交叉反应的食物
树木花粉	
桦树	蔷薇科水果,如苹果、樱桃、桃、梨;坚果,如榛子;芹菜、胡萝卜等
柏树	桃、柑橘、苹果、葡萄、土豆、大豆
梧桐/悬铃木	榛子、桃、苹果、甜瓜、奇异果、花生、玉米、鹰嘴豆、莴苣、绿豆
杂草花粉	
艾蒿花粉	芹菜、胡萝卜、香辛料、扁豆、芥末、榛子
豚草花粉	甜瓜、西瓜、荔枝、黄瓜、香蕉
牧草花粉	甜瓜、西瓜、土豆、香蕉、菠萝、柑橘、猕猴桃、杏仁、黄瓜
霉菌	菠菜;真菌类食物如蘑菇、真菌蛋白粉;发酵类食物如腐乳、酱油、醋、酵母、酒类、香肠;发霉的水果、饭菜等
尘螨、蟑螂	虾、对虾、蟹、龙虾等甲壳类无脊椎动物,被尘螨和蟑螂污染的食物

3. 最后一种可能性就是报告中的相应过敏原特异性 IgE 实际是交叉反应糖类决定簇(CCD)-sIgE,常见于花粉过敏、植物来源食物过敏和蜂毒过敏。但交叉反应糖类决定簇-sIgE 不能激活过敏反应,也就不能产生过敏症状。

 患者进食无不适表现的食物检测阳性,需要忌口吗?

食物过敏原检测阳性时需要特别鉴别是否为真正的食物

过敏。前面已经详细阐述食物过敏原检测结果显示阳性时，可能只是说明身体处于这种过敏原的致敏状态或者耐受状态。是否为真正的食物过敏原，还需要了解患者接触过敏原后是否出现消化道、呼吸道、皮肤等过敏症状。如果摄入某种特定的食物后诱发了这些症状，才能说明食物过敏。怀疑食物过敏时，可以对可疑食物规避 2～4 周，同时观察过敏症状是否得到改善，若症状明显缓解，则说明食物过敏可能性大，建议继续回避，若不慎再次摄入可疑食物后诱发或加重过敏症状，也说明食物过敏可能。若回避后过敏症状无缓解，添加后过敏症状也无加重，基本可排除食物过敏，无需继续回避。平日经常进食的食物如鸡蛋、牛奶检测阳性时，我们可以用前面讲的食物回避再引入的方法判断这些食物忌口是否有好处。无论是吸入性过敏原，还是食入性过敏原，在接触后没有出现明显的过敏症状，一般不建议回避，对食物而言也就无需忌口。盲目忌口并不能达到治疗的作用，反而会影响正常的饮食，导致营养不均衡。

 怀疑过敏性鼻炎又找不到过敏原时，有哪些原因？

当怀疑过敏性鼻炎但采用常规的血液检查和皮肤点刺试验又找不到过敏原时，有几下几种可能的原因：

1. 可能是过敏性鼻炎，只是没找到过敏原，毕竟能引起过敏的物质成千上万，但医院常规检查的过敏原就那几十种，很有可能引起过敏的那种物质不在检测范围或者由未知的过敏原引起。

2. 可能是过敏性鼻炎，由于检测方法的灵敏度有限，换一种检测方法可能得出不同的结果。少数患者可能血清特异性 IgE 检测性阴性而皮肤点刺阳性，也有可能皮肤点刺阳性而血清特异性 IgE 检测阴性。

3. 可能是局部过敏性鼻炎，虽然血清特异性 IgE 检测和皮肤点刺均为阴性，但能在鼻部检测到特异性 IgE 或者鼻激发试验阳性（即将某种过敏原直接作用于鼻黏膜可诱发过敏性鼻炎的发作）。目前认为鼻腔激发试验是诊断过敏性鼻炎的金标准，对于血清特异性 IgE 检测和皮肤点刺均为阴性的局部过敏性鼻炎是最佳确诊手段，但该方法尚未在临床广泛开展。鼻部特异性 IgE 也未在临床广泛开展。

4. 有可能不是过敏性鼻炎，而是与过敏性鼻炎非常相似的其他非过敏性鼻炎，如血管运动性鼻炎（又称特发性鼻炎）和非变应性鼻炎伴嗜酸粒细胞增多综合征等。

5. 也有可能是过敏性鼻炎和其他鼻炎同时存在。

 没有找到过敏原时怎么办？

找不到过敏原时，我们要特别留意哪些环境或情景下容易诱发鼻炎发作，也要注意尽量避免这些环境：

1. 特别留心过敏性鼻炎发作时的环境和周围物体，如果

每次发作的场景都相似,过敏原很可能就存在于这种场景中

2. 过敏原可以只有一种,也可以有多种

3. 起床或睡觉时总是发作过敏性鼻炎,可能是对螨虫或床上用品过敏

4. 出差到外地时无过敏性鼻炎发作,可能是对本地的环境过敏

5. 和宠物接触时容易发生过敏性鼻炎,可能是对宠物过敏

6. 非过敏原的因素包括冷热刺激、烟雾、气味、挥发性有机物、饮用乙醇饮料、体育活动、强烈的情感反应等也可诱发过敏症状,注意避免这些环境。

7. 有些患者的过敏性鼻炎症状可能和食管返流有一定关系,注意有没有经常反酸嗳气,需至消化科进一步诊治。

8. 经常冲洗鼻腔,将鼻腔内未吸收的过敏原冲洗出来。

消除

过敏性鼻炎的无穷烦恼

过敏性鼻炎能根治吗?

我们都希望过敏性鼻炎能根治,但过敏性鼻炎仍然有很多未解的谜团,它的发病受遗传和环境的影响,目前唯一可能根治的方法只有脱敏治疗。目前所有的其他治疗方式都很难达到大家所谓的根治效果,也没有一劳永逸的解决方法。

很多号称"祖传秘方或者独门技术、或者是吃一吃保健品,又或者是打打针就可以包好包根治"的坊间广告都是没有科学依据的。如果真有,给这样的人颁发一个诺贝尔奖也不为过。我们国家也一定会大力推广、大加赞赏和大肆宣扬。在信息化的现代,这样的好东西在短时间内绝对会家喻户晓。名医专家都不能解决的问题,道听途说或民间广告却说的头头是道,这本身就不符合逻辑。提供这样服务的人可能会让你体验到短暂的疗效,但绝不可能有持久的效果。他们只是利用病人急于摆脱病痛的心理,达到他们挣黑钱的目的。当你意识到这点时,提供服务的人早已逃之夭夭。你连维权的对象都找不到。运气好的患者可能只是伤财,运气不好的不仅耽误治疗,还会产生严重后遗症甚至困扰终身。

作为医生,我们当然希望能有一招制敌的过敏性鼻炎解决办法。事实上,全世界有无数的科学家和医生在为此努力,但是到目前为止,没有任何一位研究人员或者医生敢对患者保证:他一定能够彻底治疗过敏性鼻炎,并且从此不再发作。所以治疗过敏性鼻炎一定要到正规的医院进行规范化的治疗。在面对可以根治过敏性鼻炎的小广告时,一定要理性地思考,不能轻信上当受骗。

 过敏性鼻炎治不治无所谓?

在很多人看来,过敏性鼻炎虽然发作时挺痛苦的,但却没有生命危险。很多患者也想过好好治疗治疗,可是发现药物只有用药时效果还可以,停药后很快又复发了,感觉药物也没有根治效果,尝试了很多药物,都没有发现一劳永逸的好办法。无奈之下,不少患者对过敏性鼻炎的态度就逐渐演变成放任不管了。过敏性鼻炎治不治无所谓的观念就这样慢慢形成了。

可是作为医生,我们在临床上看到了更复杂的现象和更长远的事实:很多过敏性鼻炎患者,由于没有及时治疗而诱发张口呼吸、牙列不齐、鼻窦炎、鼻息肉、中耳炎、嗅觉丧失甚至诱发哮喘等更严重影响生活质量甚至威胁生命健康的疾病。这时小问题变成大问题,更需要药物治疗甚至药物结合手术治疗才能解决问题,治疗花费和相应的经济损失更是明显增加。过敏性鼻炎和其他常见的慢性病如高血压和糖尿病一样,平常只要规范治疗,就能很好地被控制。这些慢性病,如果不治疗,貌似平常对生活也没什么大影响,但任其发展到引起严重并发症再来治疗时就会非常棘手。

所以,虽然过敏性鼻炎本身没有生命威胁,目前也尚不能彻底治愈,但我们也不能置之不理,仍需要通过规范化的综合防治,将过敏性鼻炎的症状良好地控制,才能显著改善生活质量并避免引起更严重的并发症。过敏性鼻炎目前通过避免过敏原接触,正确的用药或脱敏治疗是可以达到良好的症状控制或不再发病的。因此,从这一点来说过敏性鼻炎的治疗效果还是不错的。但是要做到这一点需要病人和医生的合作,特别是要坚持规范用药,并根据病情按照医生的方法增减药物剂量或更换治疗药物。

 过敏性鼻炎的治疗原则是什么?

既然我们不能对过敏性鼻炎置之不理,那应该如何规范地防治过敏性鼻炎呢?对于过敏性鼻炎的治疗,很多患者可能就只知道药物治疗。至于用什么药、怎样用、用多久、治疗过程中是否需要调整、除了药物还有没有其他治疗方法,可能就知之甚少了。其实,过敏性鼻炎的治疗远不止药物治疗,它有一个基本的治疗原则:防治结合、四位一体,即环境控制、药物治疗、免疫治疗和健康教育。这个原则虽然只有寥寥数字,但过敏性鼻炎的治疗精髓都囊入其中。此原则告诉大家,除了常规的药物治疗之外,还有一些其他的手段可以用来控制过敏性鼻炎的症状。排在首位的环境控制是指患者应该尽可能地避免接触各种过敏原和刺激因素才能避免过敏性鼻炎发作或减少其发作的频率和严重程度。过敏原是过敏性鼻炎发作的重要诱因。环境控制是过敏性鼻炎防治策略的一个重要组成部分。药物治疗是最常用和熟知的对症治疗,所谓对症治疗,就是改善患者的症状,控制过敏性鼻炎的发作,一般不能治愈过敏性鼻炎,用药后症状能好转,停药后症状可能很快复发。免疫治疗是过敏原特异性免疫治疗的简称,俗称脱敏治疗,是目前唯一精准的对因治疗。健康教育可以强化患者防治过敏性鼻炎的意识,让患者了解过敏性鼻炎的病因、危险因素、自然进程以及疾病可能造成的危害性;让它们知道如何进行环境控制;了解过敏性鼻炎的治疗方法和药物,选择适合的治疗方案。通过规范化的综合防治,让患者的各种症状得到长期控制,同时加强疾病的管理和随访,增强患者的依从性和自信心,减少并发症,改善生活质量,从而提高治疗效果。随着外科技术的飞跃发展,药物和免疫治疗疗效欠佳的部分患者也可以尝试外科手术辅助治疗过敏性鼻炎。无论哪种疾病,从防治的角度出发,能预防和避免疾病发作的方法一定是上上策。环境控制通过避免或减少过敏原接触达到预防和治疗过敏性鼻炎的双重目标,是过敏性鼻炎的首选治疗方式。脱敏治疗是唯一的对因治疗方式,属于上策,仅次于环境控制。然后才是我们熟知的药物治疗;当所有治疗都疗效欠佳或不适合时,才选择有创的手术治疗。这些治疗方式之间互不冲突。对于具体的过敏性鼻炎患者而言，应将"防治结合，四位一体"的原则有机整合，形成对因治疗（避免接触过敏原、脱敏治疗）和对症治疗的综合措施。我们将在下文中详细阐述过敏性鼻炎治疗原则的具体内容和如何选择具体的治疗方式。

 视为上上策的环境控制怎么做？

所谓环境控制就是想法设法地避免或减少患者接触导致他们过敏性鼻炎发作的过敏原。环境控制是最重要、最有效的环节，但容易被忽略。环境控制的第一步是通过过敏原检测明确患者特定的过敏原。过敏性鼻炎的过敏原主要是吸入性过敏原，其传播途径是空气。根据不同的过敏原种类采取相应的防治措施。

 如何避免接触螨虫？

诚然，我们无法做到完全避免接触尘螨。但可以根据螨虫的生活习性想方设法地通过控制温度、湿度，减少尘螨的食物来源和生存区域、热处理或冷冻杀灭尘螨等措施来降低尘螨繁殖的速度以减少尘螨的数量，还可通过吸尘器、防尘螨材料物理隔离等方法尽量降低环境中的螨虫浓度。能够诱发过敏性疾病症状的最低尘螨浓度为 $2\,\mu g/g$，低水平的尘螨暴露不容易致病,但中水平($2\sim10\ \mu g/g$)和高水平($\geqslant10\ \mu g/g$)暴露容易发生或加重过敏性疾病,特别是儿童哮喘,螨虫高峰时间与哮喘高发时间基本一致。降低环境中的尘螨,尽量避免与尘螨接触,才能更有利于过敏性鼻炎的症状控制。由于化学防螨可能对人体健康产生损害,一般采用下列方法降低环境中的尘螨:

1. 高温杀螨

1)高温浸泡　尘螨在水和空气中的致死临界温度都是55℃,作用时间为 10 分钟,高温浸泡几乎可以杀死所有尘螨,然而尘螨的过敏原却无法通过加热去除,因为需要 $100\sim120$℃十多分钟才能使过敏原蛋白质变性,所以可以通过洗涤揉搓将它们去除。这种方法对衣物和操作都有一定的要求,一般只能使用有相关功能的洗衣机来实现。建议每 2 周用55℃以上热水清洗床单、枕套、毛毯、床垫套等。

2)烈日暴晒　在艳阳高照的时候,将被褥、枕头、坐垫拿出去晒至少 6 小时,是一个既简单又经济的方法,注意最后可以配合使用真空吸尘器来清理过敏原,避免拍打造成扬灰。

2. 低温冷冻　将不宜水洗的毛绒玩具可置于家用冰箱的冷冻室内 24 小时,与加温一样,几乎可以 100% 地杀死尘螨。

3. 降低湿度　使用除湿机或者空调保持室内干燥、降低室内空气湿度在 50% 以下,并维持较长时间,可以使尘螨脱水死亡。注意空调的过滤网应经常清洗或更换。

4. 注意个人卫生,如经常洗澡、换洗衣物,每日洗头等。

5. 避免饲养宠物,宠物的皮毛也有利于螨虫繁殖。

6. 家居布置提倡简约实用以便除尘

房间:房间需定期清扫,尘螨过敏者尽量不要做铺床,打扫卫生等工作,请其他不过敏者代劳,尽量湿式作业,减少扬尘。使用附有过滤网的真空吸尘器经常吸尘,可以明显降低尘螨及其过敏原总量。同时还要注意保持室内空气流通。

室内装饰:居室内不应布置纯装饰用的家具或结构复杂的壁挂,尽量采用容易清洗的家具,表面平滑并方便清洗的窗帘更合适。

地板:尽量不要使用地毯,应选用木质地板、磁砖或磨石地板。

寝具:不建议使用纯毛毯,建议使用耐洗的纯棉或化纤毛毯,以便于经常清洗,最好不要用羽绒被(更适合螨虫繁殖)。

床垫:床垫应经常晾晒以保持干燥,也可以采用无致敏性的化学纤维被罩和床垫。

枕头:不要使用羽毛、绒毛或木棉等作为枕芯,宜选用其他合成材料,并每年至少更换一次枕芯。

玩具:毛绒玩具容易成为螨虫的滋生地,不要在床上摆放,可将它放入密闭的塑料内冷冻消灭尘螨

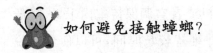

如何避免接触蟑螂?

蟑螂(学名蜚蠊,俗称小强)是一种古老的生物,已经存在

超过3亿年。其中德国小蠊是我国室内最常见的致敏原,其次是美洲大蠊。蟑螂喜欢温暖湿热的环境。它们是杂食性昆虫,耐饥不耐渴。它们的排泄物、分泌物、尸体、碎屑等都是引起过敏的重要物质。根据这些特性,可以做以下措施清除蟑螂:

1.仔细检查下水沟、墙上的裂缝、地板隔及窗户,防止蟑螂进入。

2.封锁水源,将水龙头关死,保持室内干燥,不要有任何漏水的地方。

3.用餐后要将食物及时密闭,不留食物残渣。及时洗净晾干餐具,处理地面和厨余垃圾等。

4.蟑螂经常出没的地方可能有过敏原的残留,应加强地面清洁。

5.在屋内无人的情况下可以使用杀虫剂消灭蟑螂,注意杀虫剂的使用安全。

6.由于蟑螂的过敏原主要来自胃肠道分泌物和甲壳,处理蟑螂时,尽量全尸处理,避免排泄物等溢出。

 如何避免接触霉菌?

霉菌喜阴,其生长与温度和湿度都有关系,在温暖潮湿的地方容易滋生霉菌,室内外都可以生长,如墙体的角落、沟渠、屋后下水道、室内厨房、洗浴间、卫生间、地下室、家用湿化器、浴帘、浴巾、湿毛毯、冰箱盛水器,未晾晒干的衣物被褥、室内长久搁置的食物或水果皮屑、湿润的土壤、旧报纸、垃圾箱等。沿海地区的室内衣柜、储物间、衣物、被褥、窗帘等都可发生霉变,特别夏季、霉雨季节时期,室内外真菌会骤然增多。霉菌孢子是引起过敏症状的主要原因,它们广泛存在于各个生活角落。根据霉菌怕热(温度 60℃以上霉菌不容易生长繁殖,但少数霉菌照样可以存活,100℃高温才可以灭活霉菌)、怕冷(0℃以下霉菌不容易生长繁殖,但低温不能灭活霉菌,少数霉菌可以在冰箱保鲜层 2℃—8℃生长繁殖)、怕阳光(夏天强烈阳光照射霉菌不容易生长繁殖)、怕干燥(空气干燥,霉菌不容易繁殖)的生长习性,可以从以下几方面预防霉菌:

（1）多开窗,保持室内外空气流通,必要时可以使用除湿器或者活性炭,控制湿度在 50％以下以保持家中干燥;

（2）避免使用地毯和软垫,尤其要避免地毯软垫受潮;

（3）衣物完全晾干再收,定期翻晒被褥;

（4）室内和阳台尽量不要摆放盆栽植物,潮湿的土壤里有可能隐藏着大量霉菌;

（5）发霉的书籍、报纸和衣物应及时处理;及时清理厨余垃圾;

（6）对于浴室、厨房等不容易保持干燥的地方,可以使用60℃热水或漂白粉等清洁后保持干燥;

（7）定期用热水清洗窗帘、浴帘;

（8）使用有合适滤网的吸尘器;定期清洗、更换空调、空气过滤器以及吸尘器的滤网;

（9）定期给冰箱除霜、清洗并保持干燥，保持冰箱清洁干燥；

（10）墙壁、天花板上发现大片霉斑时，可以清洁后选用防水、防霉的乳胶漆重新粉刷；

（11）避免在以下环境逗留：室内游泳池、蒸汽浴室；温室花房和枯草较多的地方；地下室、阴暗潮湿的房间；旧房拆迁处；阴雨季节的森林、草原等。

（12）霉菌过敏的人不宜从事蘑菇大棚种植、蔬菜大棚种植、抗生素生产、密闭空气不流通的室内工作等都不适合霉菌过敏的人工作。

（13）空气越温暖，越潮湿，空气中霉菌致敏物越多。霉菌过敏的人，如果有条件，可以到北方居住。

 如何避免接触宠物皮毛？

宠物的皮屑、唾液及尿均含有过敏原。宠物过敏的最好的办法是不接触，或者接触的时间尽可能少。

1. 患者家中不饲养宠物，也不要到有宠物的人家走亲访友，远离猫狗及其主人。

2. 如果一定要养宠物，可以选择喂养无皮毛的动物，如海龟、金鱼等。

3. 使宠物远离卧室，定期给动物清洁洗澡、理发，清洗动物的笼子及衣物等可减少过敏原，最好请无过敏性疾病的人代劳。

4. 使用高效微粒空气过滤器、保持通风,改善家居环境、减少过敏物质在室内停留的时间。

 如何避免接触花粉?

1. 花粉过敏者首先要清楚是哪些花粉过敏。花粉的浓度与患者症状的严重程度密切相关,因此要了解致敏花粉的花期从而进行针对性的预防。春季树木花粉多集中在 3—5 月份,以柏树、法国梧桐树、白蜡树、桦树、杨树、柳树等常见;夏秋季花粉多集中在 8—9 月份,主要来自禾本科与谷类、梯牧草等植物,如大麦、小麦、燕麦、黑麦、龙须草、鸭茅、天鹅草、黑麦草等和艾蒿、葎草、豚草等杂草植物。

2. 花粉季节尽量在室内活动,关好门窗,可以使用空气净化器,减少花粉进入室内,尽量减少外出。

3. 花粉的传播受气象影响非常大。一般来说,晴朗微风拂面的天气,更利于花粉传播,也是花粉浓度较高的日子。而阴雨天,因为空气相对湿度较大,花粉浓度也会明显降低。同样,一场雨后,空气湿度较大,而且经过雨水的冲刷,空气中花粉浓度也处在较低的水平,致敏的可能性,也就大大降低了。所以外出时尽量选择连阴天、下雨天、多雾季节和无风时外出,这类天气不利于花粉传播,花粉浓度相对较低。此外,一天中花粉相对漂浮密集时间是 14:00~16:00,有些植

中国主要城市气传花粉植物的种类及构成（1986 年 1 月至 2013 年 12 月）

气传花粉植物	北京	上海	深圳	天津	成都	武汉	南昌	福州	哈尔滨	长春	西安	太原	石家庄	济南	南京	昆明	重庆	银川	西宁	拉萨	呼和浩特	南宁	海口	丽江	中山
松属	+	+	+	+	+	+	+	+	+	+	+	+	+	+	+	+	+	+	+	−	+	+	+	+	+
菊科	+	+	−	−	−	−	−	−	−	−	−	−	−	−	−	−	−	−	−	−	−	−	−	−	−
杨属	+	−	−	−	+	−	−	−	−	−	−	−	−	−	−	−	−	−	−	−	−	−	−	−	−
柳属	+	−	−	+	+	+	−	−	−	−	−	−	−	−	−	−	−	−	−	−	−	−	−	−	−
苋属	−	−	−	−	−	−	−	−	−	−	−	−	−	−	−	−	−	−	−	−	+	−	−	−	−
悬铃木属	+	+	−	−	−	−	−	−	−	−	−	−	−	−	+	−	−	−	−	−	−	−	−	−	−
葎草属	−	+	+	−	−	−	−	−	−	−	−	−	−	−	−	−	−	−	−	−	−	−	+	−	−
禾本科	−	+	+	+	+	+	+	+	+	+	+	+	+	+	+	+	+	+	−	−	+	+	+	+	+
杉属	−	+	−	−	−	+	+	+	−	−	−	−	−	−	−	+	−	−	−	−	−	−	+	−	+
柏属	−	+	+	+	+	+	+	+	+	+	+	+	+	+	−	+	+	+	−	−	+	+	−	+	+

（续表）

气传花粉植物	北京	上海	深圳	天津	成都	武汉	南昌	福州	哈尔滨	长春	西安	太原	石家庄	济南	南京	昆明	重庆	银川	西宁	拉萨	呼和浩特	南宁	海口	丽江	中山
蒿属	−	−	−	+	+	+	+	+	+	+	+	+	+	+	+	+	−	+	+	+	+	+	−	+	−
藜属	+	−	−	+	−	−	+	−	+	+	−	+	+	+	+	−	−	+	−	−	+	+	−	−	−
榆属	−	−	−	+	+	+	−	−	+	+	−	+	+	+	−	−	−	−	−	−	+	−	−	−	−
桑科	+	−	+	−	+	+	+	+	−	−	−	−	−	+	+	+	−	+	−	−	+	+	−	+	+
蔷薇科	−	−	−	−	−	−	−	−	−	−	−	−	+	+	−	−	−	−	−	−	+	−	−	+	−
丁香属	−	−	−	−	−	−	−	−	−	−	−	−	−	−	−	−	−	−	−	−	−	−	−	−	−

（此表出自程晟、余咏梅、阮标《中国主要城市气传花粉植物种类与分布》）

物在 20:00～22:00 还会形成第二次高峰。因此,尽量不要在花粉高峰时段外出。

4. 外出时开车时关闭车窗,佩戴防护口罩、防护眼镜。

5. 花粉期可使用花粉阻隔剂能阻挡一部分花粉进入鼻腔。

6. 外出归来后要认真的清洗手和脸,最好洗头、洗澡、换衣服。

7. 用生理盐水洗鼻,冲出鼻腔内残留的花粉。

8. 居住环境周围避免种植容易过敏的植物,请不过敏的人铲除杂草。

9. 有条件者可以在致敏花粉期移居到外地回避致敏花粉。

10. 在花粉播散前两周可以开始使用喷鼻激素类药物预防或减轻过敏性鼻炎的发作。

11. 花粉飘散季节可随身携带抗过敏药以备急用。

 过敏性鼻炎需要鼻腔冲洗吗?

鼻腔冲洗又称盥洗、灌洗或清洗,是指借助某种鼻腔冲洗器,将冲洗液输送到鼻腔,达到清洁鼻腔目的的一种治疗方法。鼻腔冲洗有以下作用:(1)将鼻腔内的鼻涕、过敏原、病毒、细菌、灰尘等冲洗出去;(2)减少鼻腔内的炎性物质;(3)鼻腔冲洗干净后,鼻喷药物可以更好地与鼻黏膜直接接触,使药物发挥更好的效果;(4)改善黏液纤毛系统功能;(5)保持鼻腔湿润,缓解鼻腔干燥。因此,通过鼻腔冲洗可以缓解鼻痒、打喷嚏、流涕的过敏症状。很多轻度过敏性鼻炎患者仅鼻腔冲洗就能很好地控制过敏性鼻炎的发作。对于中重度的过敏性鼻炎,鼻腔冲洗后药物治疗的效果更佳,可以缩短病程,减少药物的使用总量。此外,由于鼻腔冲洗安全无明显毒副作用,也经常作为妊娠期过敏性鼻炎的替代疗法。所以,推荐过敏性鼻炎患者进行鼻腔冲洗,一般建议在使用鼻部药物之前将鼻腔清洗干净。若鼻塞非常严重,也可使用缩血管药物缓解鼻塞后再进行鼻腔冲洗。

 鼻腔冲洗常用的方法有哪些？各有何特点？

根据鼻腔冲洗的辅助装备,目前在临床上常用的鼻腔冲洗方法主要有鼻腔灌洗、鼻腔喷雾、电动雾化等。

鼻腔灌洗是借助洗鼻壶,通过挤压洗鼻壶身产生压力或由重力产生压力,使大量冲洗液(200~500毫升)通过合适的角度先经一侧鼻前庭、鼻道、鼻窦、鼻咽部流过,然后从另一个鼻孔排出。鼻腔灌洗的特点是水量大、冲洗压力较大。灌洗的冲洗液配制灵活,可选用不同浓度的盐水或其他冲洗液,根据患者的疾病,有时还可以在冲洗液中加入激素或抗生素来增强抗炎效果。该方法特别适合鼻科各种手术前后的鼻腔清洗。过敏性鼻炎患者也可以采用该方法进行鼻腔冲洗。但鼻腔冲洗压力较大,较容易引起呛咳、冲洗液进入咽鼓管、鼻窦等不良反应。此外,儿童患者较难配合。

扫描二维码观看鼻腔冲洗真人演示

具体方法:冲洗者在洗手池前准备鼻腔冲洗。以冲洗右侧鼻腔为例,身体略前倾15°,头偏向左侧,张嘴,轻轻缓慢呼吸,将喷头放入一侧鼻前庭,自行按压瓶身进行冲洗。冲洗注意事项:冲洗前可以轻柔地擤鼻涕以免鼻痂冲入鼻腔深部;冲洗时用嘴呼吸,不使用鼻子吸气,不要讲话以防呛咳,也不要大力挤压冲洗瓶,以避免过大压力而对鼻黏膜或耳朵造成伤害;如果冲洗时出现了咳嗽、呕吐、喷嚏等不适,可停止操作,休息片刻后再行冲洗;重复冲洗数次后,以同样方法冲洗另一侧;冲洗完成后,可多做几次弯腰低头和擤鼻的动作尽量排出鼻腔内残存的冲洗液。

鼻腔喷雾利用雾化式冲洗装置将冲洗液雾化成柔和的小水珠,之后以脉冲的方式冲入鼻腔。患者配合擤鼻的动作,将鼻腔内的鼻涕、过敏原、病毒、细菌、灰尘等冲洗出去。雾化喷洗的特点是弥散范围广,冲洗液更容易扩散到鼻咽和鼻窦等鼻腔深部结构,实现深度清洁;同时冲洗的力度柔和,不容易引起呛水和冲入耳朵,儿童接受度更好,较大的婴幼儿也可耐受。鼻腔喷雾分压缩罐喷雾和脉冲式喷雾,洗鼻瓶自带雾化液,一般有0.9%生理盐水、2.3%深海盐水、碳酸氢钠缓释盐水等。鼻腔喷雾剂的优势是操作简单,买来即用,携带方便。儿童可首选鼻腔喷雾。鼻腔喷雾也可作为一般人群日常护理

扫描二维码观
看鼻腔喷雾冲
洗真人演示

鼻腔的首选。

具体方法：患者头稍向前倾，一手持洗鼻器，将喷头对准对侧鼻腔（同侧容易损伤鼻中隔黏膜），按压喷头进行清洗，然后通过擤鼻将鼻涕、过敏原、病毒、细菌、灰尘等冲洗出去。

电动雾化使用和鼻腔喷雾类似，但其雾化液体量较鼻腔喷雾多。它的操作也相对简单，但是它携带不方便，进入鼻腔内的液体量不易控制，价格相对较贵。

过敏性鼻炎患者的鼻涕一般是清水鼻涕，较易排出。鼻腔冲洗的各个方法均可适用于过敏性鼻炎，患者可根据自身需求，结合不同鼻腔冲洗的特定自行选择。但一般建议儿童选择鼻腔喷雾，配合度高，携带方便，随时可用，也不易损伤鼻腔鼻窦和中耳黏膜。

 如何选择鼻腔冲洗液？

目前临床常用的冲洗液有：生理盐水、深海盐水和高渗盐水等。按浓度可分为 0.9％生理盐水、2％高渗生理盐水、3％高渗生理盐水、3.5％高渗生理盐水、2.3％深海盐水。另有碳酸氢钠缓释盐水、林格氏液等用来冲洗鼻腔。盐水浓度过高或过低都会对鼻腔黏膜造成损害，最好不要自行随意配制，更不要用单纯的水或自来水进行鼻腔冲洗。生理盐水在临床上获取方便，价格低廉，2％～3.5％高渗生理盐水在鼻腔分泌物多、鼻塞严重的情况下短期使用效果较好。0.9％生理盐水性质更加温和，长期使用效果更好。

不建议使用过热或过冷的盐水进行鼻腔冲洗。特别对于过敏性鼻炎的患者，冷水可能会加重打喷嚏、流清涕的病情。冲洗液可预热至体温的温度后再进行冲洗会提高鼻腔冲洗的舒适度。加热的方式有很多，最简单的方法是采用热水浸泡，根据冲洗液的包装情况，也可视情形采用微波炉加热。

 过敏性鼻炎患者什么时候进行鼻腔冲洗？

建议过敏性鼻炎患者每日早晚冲洗鼻腔一次。早晨起床后，可将夜间积聚在鼻腔的分泌物冲洗干净。睡前洗鼻可清除白天鼻腔内黏附的分泌物及致敏原，提高睡眠质量。也可在分泌物特别多的时候增加一次洗鼻。不建议过度冲洗，每天不大于4次；在症状持续期可连续冲洗，一般疗程2～4周。也可在每日鼻腔用药前进行清洗，以加强药物的疗效。

 鼻腔冲洗会产生副作用吗？

鼻腔冲洗的副作用很少，文献报道的有耳胀耳痛、恶心、咳嗽、鼻黏膜刺痛和鼻出血，但发生率都很低。耳胀耳痛多因冲洗液灌入中耳引起，恶心、咳嗽可能跟个体对冲洗液的适应有关,鼻黏膜刺痛可见于鼻内镜术后患者,鼻出血可见于儿童,跟冲洗方法不恰当有关系。

对于需要进行鼻腔冲洗的人而言,与获得的效益相比,正确操作鼻腔冲洗的副作用基本可以忽略。患者首次冲洗时可有局部不适及心理紧张,其它常见副作用经过正确操作可以避免。

 过敏性鼻炎的常用药物有哪些?

药物治疗是目前过敏性鼻炎的主要治疗方式,属于对症治疗。常用药物分为一线用药和二线用药。一线药物主要包括鼻用激素如糠酸莫米松(内舒拿或逸青)、丙酸氟替卡松(辅舒良)、布地奈德(雷若考特)、曲安奈德、丙酸倍氯米松、氟尼缩松、糠酸氟替卡松、倍他米松、环索奈德等;口服抗组胺药(目前以第二代、第三代抗组胺药物为主),即通俗讲的抗过敏药如西替利嗪、氯雷他定、依巴斯汀、氮卓斯汀、咪唑斯汀、卢帕他定、奥洛他定、地氯雷他定、枸地氯雷他定、左西替利嗪、盐酸非所非那定等;鼻用抗组胺药如盐酸氮卓斯汀(爱赛平或敏奇)、盐酸左卡巴斯汀(立复汀,目前国内无货)等;口服白三烯受体拮抗剂(如孟鲁司特、扎鲁司特、普仑司特、异丁司特等);二线治疗药物包括口服和鼻用肥大细胞膜稳定剂(如酮替芬、色甘酸钠、尼多酸钠、四唑色酮、奈多罗米钠、吡嘧司特钾和曲尼司特)、鼻用减充血剂(如萘甲唑啉、羟甲唑啉、赛洛唑啉、麻黄碱、伪麻黄碱、去氧肾上腺素等）、鼻用抗胆碱能药（苯环喹溴铵）、短期口服糖皮质激素（如泼尼松）等。此外，还有一些混合鼻喷剂在临床上也经常使用，如顺妥敏（化学名称：色甘萘甲那敏鼻喷剂，包含三种药物成分，即色甘酸钠、盐酸萘甲唑啉、马来酸氯苯那敏）等。另外，祖国医学中医中药对过敏性鼻炎也有一定的疗效。

 怎么选择过敏性鼻炎的治疗？

过敏性鼻炎的治疗应遵循"防治结合，四位一体"的治疗原则。对于具体的患者，医生会根据治疗效果采取阶梯方案为患者量身定制具体的治疗方案。

大家对阶梯都非常熟悉，也都明白"站的台阶越高，看的风景越远"的道理。过敏性鼻炎治疗的阶梯方案就是根据患者过敏性鼻炎的症状严重程度将其划分为不同的台阶，患者的症状越严重，他站的"台阶"就越高，需要使用的治疗就越多。当患者的症状控制良好时就降级治疗，降级治疗则减少联合用药；当患者的症状控制不佳时就升级治疗，升级治疗通常需要增加联合用药。阶梯治疗的方案强调根据过敏性鼻炎病情的轻重程度进行个体化的治疗，这样既能最大限度地控制症状，又能将药物的副作用降到最低。

那么，过敏性鼻炎的"台阶"是怎么划分的呢？目前临床上尚缺乏系统的、详细的阶梯方案建议，但我们可以根据它的宗旨指导临床治疗。在过敏性鼻炎的诊治过程中，医生会结合患者的检查结果，根据症状对患者日常生活的影响程度将过敏性鼻炎分为轻度和中重度。然后再根据过敏性鼻炎发作的频率和症状持续的时间，将其分为间隙性和持续性。将以上分类进行组合，进一步分为轻度间歇性过敏性鼻炎、轻度持续性过敏性鼻炎、中重度间歇性过敏性鼻炎以及中重度持续性过敏性鼻炎。最后，我们结合这两种分类方法，可将过敏性鼻炎划分为三个台阶：第一个台阶，轻度间歇性；第二个台阶，轻度持续性和中重度间歇性；第三个台阶，中重度持续性。

　　根据治疗原则，无论患者处于哪个台阶，都应尽量避免接触过敏原和接受过敏性鼻炎的健康教育。盐水冲洗是一种安全、方便的治疗方法，具有减少过敏原负荷、稀释黏液、改善黏液纤毛清除功能和减轻黏膜水肿等作用，也可提高药物的治疗效果，还可作为妊娠期过敏性鼻炎的替代疗法。因此，也推荐所有的过敏性鼻炎患者采用盐水冲洗辅助治疗。脱敏治疗是目前唯一的对因治疗方式，有可能改变疾病的自然进程，建议疾病初期即可开展，推荐所有适合脱敏治疗的患者尽早开始脱敏治疗。所以，对于第一台阶的患者，如果平时症状非常轻微，对日常生活没有任何影响的话，单纯采用避免接触过敏原和/或鼻腔冲洗等治疗方法也是可以的。若采用这些措施不足以控制过敏症状，则可升级到第二个台阶，使用一线药物单一治疗通常能获得良好的疗效。而对于第三台阶，一般建议首选鼻用激素的基础上联合其他一线药物。推荐第三台阶的中重度持续性过敏性鼻炎患者采用降阶梯的治疗原则,即先给予足量的药物控制症状后再逐渐减药,其优点是尽快控制患者的症状,减少患者频繁就医。一般规律治疗 2 周左右可以评估一次患者的疗效从而调整药物的使用,症状较严重的也可以延长到 4 周左右再评估。在联合使用药物治疗将症状控制后,可先减为单药治疗,然后待单药治疗也能良好控制症状后,再将单药剂量减半治疗,最后减为按需治疗,使用最低有效剂量进行维持治疗,总疗程 4 周以上。建议症状控制良好后继续巩固治疗 2—4 周以减少复发。阶梯治疗希望用尽可能少的总体药物有效地缓解患者过敏性鼻炎的症状。

在药物的选择上,除了常用的一线药物外,医生还会根据患者的具体情况,搭配选择其他药物。对于症状特别严重的患者,3 种甚至以上的药物联合使用也是有可能的。对于流涕为主的患者可加用鼻用抗胆碱能药等。除了口服抗过敏药物外,有时也会适当使用中药制剂。口服激素一般短期应用在特别严重的患者。而对于经规范化药物治疗和/或免疫治疗疗效欠佳的中重度持续性过敏性鼻炎患者,可以酌情采用手术辅助治疗。

还没弄懂过敏性鼻炎怎么治疗的患者们,快来仔细阅读这篇文章!我们还配了一幅《过敏性鼻炎的治疗》"阶梯"图片供大家形象理解哦!

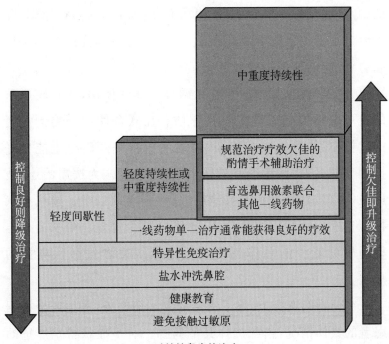

控制良好则降级治疗

控制欠佳即升级治疗

中重度持续性

规范治疗疗效欠佳的
酌情手术辅助治疗

轻度持续性或
中重度持续性

首选鼻用激素联合
其他一线药物

轻度间歇性

一线药物单一治疗通常能获得良好的疗效

特异性免疫治疗

盐水冲洗鼻腔

健康教育

避免接触过敏原

过敏性鼻炎的治疗

 医生在选择药物时都在考虑什么？

1. 鼻用激素是临床推荐的过敏性鼻炎一线治疗药物。其强力的抗炎特性能显著改善过敏性鼻炎患者的各种鼻部症状，对眼部症状如眼痒、流泪和眼红等也有缓解作用。鼻用激素也有助于哮喘的控制和肺功能的改善。鼻用激素起效相对较慢，通常使用后 3～5 小时发挥作用，在连续使用两周时可达到最佳疗效。在使用时按推荐剂量每天喷鼻 1～2 次，对于轻度过敏性鼻炎和中重度间歇性过敏性鼻炎,推荐疗程不少于2周;对于中重度持续性过敏鼻炎推荐疗程4周以上。研究表示,最低维持剂量持续治疗对病情的长期控制效果明显优于间断治疗。在说明书推荐剂量下正确使用时副作用很少。很多过敏性鼻炎患者会有鼻出血现象,建议鼻出血时可暂停鼻用激素,可口服抗组胺药物控制过敏性鼻炎症状,待鼻腔黏膜修复后再使用。

2. 对于中重度持续性过敏性鼻炎,为了快速缓解患者的症状,可选择鼻用激素的基础上联合其他药物,待症状控制好转后再进行降级治疗。一般优先选择加用抗组胺的鼻喷剂;或者考虑加口服抗组胺药。患者的症状可能会随着过敏原暴露的情况、药物是否规律使用、患者的全身状况随时变化。在选择药物时会根据患者的需求有所调整。

3. 如果鼻塞特别严重,可以短期(<1周)使用鼻用减充血剂,该药在改善鼻腔通气的同时,也有利于鼻部其他喷剂更好地发挥作用;

4. 对于间歇性或轻度的过敏性鼻炎患者,若不想使用激素或想尽量避免使用激素,可以使用鼻用抗组胺药物,如氮卓斯汀,规律使用或按需使用;一般每天用药2次,疗程不少于2周。

5. 有些患者不喜欢使用鼻部药物或希望过敏性鼻炎能够快速缓解,可口服抗组胺药,一般选用二代抗组胺药物规律或按需服用,疗程不少于2周。第二代口服抗组胺药具有良好的安全性,其血脑屏障的穿透性低,减少了对中枢神经系统的抑制作用,镇静和嗜睡不良反应较少见。这类药物起效快速,作用持续时间较长,能明显缓解鼻部症状特别是鼻痒、喷嚏和流涕,对合并眼部症状也有效,但对改善鼻塞的效果有限。根据说明书,一般每天只需用药 1 次,睡前服用,有的药物也可使用 2 次。口服抗过敏药物期间不宜喝酒,避免加重酒精造成的认知和精神运动障碍。第一代口服抗组胺药由于明显的中枢抑制和抗胆碱能作用,以及对认知功能的潜在影响,不推荐用于儿童、老年人以及从事危险性职业(例如高空作业、职业驾驶员等)的特殊人群。由于个体敏感性不同,某些对一种口服抗组胺效果不好的人可以换成同类药物中的其他药品。

6. 对于季节性过敏性鼻炎的患者,每年春季的四五月份、秋季的八九月份容易有鼻炎的表现,发作时间比较固定,可以提前 1~2 周把药物用上。

7. 如果鼻腔分泌物特别多,可以加用苯环喹溴铵(目前国内上市的产品有必立汀),抑制神经反射,减少分泌物产生以缓解症状。

8. 对于顽固的过敏性鼻炎症状,特别是合并支气管哮喘的孩子,可以考虑加用孟鲁斯特钠;孟鲁斯特钠可以单独应用,但单用效果欠佳,更推荐与第二代抗组胺药和/或鼻用激素联合使用。孟鲁斯特钠总体耐受良好,但是因有精神疾病不良反应的报道,在使用过程中一旦遇到如失眠、情绪低落等情绪变化时应停药。一般停药后,精神情绪反应可逐渐恢复。对于有精神疾病的人来说要尽量避免使用。

9. 祖国医学中医中药对过敏性鼻炎也有较好的疗效，对于希望采用中医中药治疗的患者也是一种不错的选择。此外，少数患者对抗过敏的嗜睡作用非常敏感，口服中药也能避免抗过敏药的副反应。

 鼻喷药物之间如何联用？

鼻喷药物按种类可分为 4 大类：鼻用激素、鼻用抗组胺药物、鼻用减充血剂和鼻用抗胆碱能药物。一般可将不同种类和不同作用机理的鼻喷药物联合使用，互相增加彼此的药物效果。同类型或相同作用的鼻喷药物则一般不联用。临床上经常选择一种鼻用激素和一种鼻用抗组胺药物联用来达到快速缓解鼻炎的效果。目前国内外均有包含鼻用激素和鼻用抗组胺两种药物的混合药物研发，已完成临床试验，但目前还未在国内上市，该药物上市后将给患者的药物使用带来方便。鼻喷激素药物也可以与抗胆碱能药物苯环喹溴铵联合用来改善顽固的流涕症状。对于鼻塞症状严重的患者，可联合使用鼻用减充血剂，使肿胀的鼻腔黏膜快速收敛从而帮助患者快速缓解鼻塞。在联用鼻用减充血剂时，一般可把鼻用减充血剂当作开路将军最先使用，数分钟待鼻塞缓解后再使用鼻用激素或鼻用抗组胺药，能使后面的药物更好的到达鼻腔深部从而发挥协同效应。鼻喷激素也可以与混合鼻喷剂顺妥敏（包含三种药物成分，即色甘酸钠、盐酸萘甲唑啉、马

来酸氯苯那敏）联用，因顺妥敏中包含缩血管剂，在使用过程中建议先使用顺妥敏，数分钟后在使用鼻喷药物。但要注意含有减充血剂的药物不可长期使用，一般连续使用不宜超过1周。

 鼻用激素药物长期使用会影响儿童的生长发育吗？

鼻用激素即鼻部用糖皮质激素，是指含有糖皮质激素的各种喷鼻剂或滴鼻剂。国内外的治疗指南均将其指定为治疗过敏性鼻炎的首选一线药物。

很多人会谈"激"色变，认为激素的副作用太大，会影响儿童的生长发育，而拒绝激素的使用。殊不知，我们常说的激素副作用是长期大剂量全身应用（静脉、肌肉注射或口服）糖皮质激素产生的。而鼻用激素是一种局部用药，不属于全身应用。与常说的全身激素相比，鼻用激素在结构上引入了亲脂性基团，增加了亲脂性，加强了鼻黏膜局部抗炎、抗过敏的作用，同时，显著降低了药物吸收进入全身血液循环的剂量。

此外，鼻用激素每天使用的剂量也非常低。每喷鼻用激素的剂量通常是几十微克（μg），而一片常用口服激素（全身用激素）多为几毫克到几十毫克（mg）。也就是说，一喷鼻用激素的量大约只相当于一片口服激素量的1%左右。而且，鼻用激素主要在局部发挥作用，只有很少的部分会被全身吸收，因而治疗剂量的鼻用激素很少对全身产生明显的副作用。目前已有临床研究显示，使用糠酸莫米松、丙酸氟替卡松或布地奈德鼻喷剂的推荐剂量1年治疗过敏性鼻炎对儿童的生长发育总体上无显著影响，但也存在个别对糖皮质激素极度敏感的患者，因此应用鼻用激素长期治疗时，建议使用全身生物利用度低的制剂，并可定期监测生长发育。

如果患儿的过敏性鼻炎症状没有得到很好地控制，导致长期鼻塞而张口呼吸，也会形成上颌骨变长、下颌骨后缩、牙列不齐、上切牙突出、嘴唇变厚等类似"腺样体面容"的畸形发育，颌面骨的生长发育就真的受到严重影响了。过敏性鼻炎也会导致患儿白天注意力不集中，夜间睡眠质量下降，进而影响患儿的生长发育。过敏性鼻炎还是哮喘的发病危险因素，有效控制过敏性鼻炎也有利于哮喘的防治。所以，相较于过敏性鼻炎这个疾病本身带来的不良影响而言，选择全身吸收率低的临床一线药物鼻用激素按治疗剂量正确使用从而良好地控制过敏性鼻炎是明智的选择。

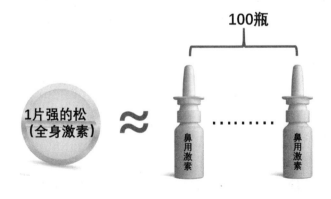

你掌握了鼻用激素的正确使用方法吗？

虽然鼻用激素是治疗过敏性鼻炎的首选一线药物，但少量患者在长期应用鼻用激素后可能出现鼻腔干燥、局部刺激和鼻出血等不良反应。临床上，可以通过配合正确的喷药方法，控制剂量和使用疗程等达到最佳治疗效果和最小副反应。正确的喷鼻方法如下：左手喷右鼻，右手喷左鼻，避免直接喷向鼻中隔，使药物均匀喷洒到鼻甲黏膜上。患者首次使用鼻喷激素时，一般选用其年龄段的最大推荐剂量，当症状得到有效控制后，可以逐步减少剂量或使用次数，最终达到使用最小的维持剂量达到最佳的控制效果。例如以布地奈德为例，6岁及以上患者推荐起始剂量每日为4喷，则可采用每日一次，每次每个鼻孔各2喷，2周后若症状得到控制，可每日一次，每次每个鼻孔各1喷，继续使用2周，若症状仍控制的很好，则可每日只喷一次鼻孔，两侧鼻孔交替进行，继续使用2周。连续使用6周的药物，患者的症状通常可以得到很好地控制。

 过敏性鼻炎的脱敏治疗是什么？

脱敏治疗的医学术语叫特异性免疫治疗，是过敏性鼻炎针对病因的治疗手段,也是目前世界卫生组织推荐的唯一可能影响过敏性疾病自然进程的治疗方式。它的治疗原理是给予患者逐步增加剂量的标准化过敏原提取物,诱导患者的身体产生相应过敏原的免疫耐受,使患者再次接触这种过敏原时症状明显减轻或消失。过敏原提取物浓度由小至大、剂量逐渐递增,最后达到一个较高的维持剂量,使患者逐渐耐受过敏原,习惯过敏原。患者们经常将其理解为"以毒攻毒",这样理解似乎也不为过。我喜欢用大家熟知的疫苗来解释脱敏治疗的原理。这种标准化的过敏原提取物也可以称之为治疗性疫苗,因其主要成分是从过敏原中提取出来的,所以它不是传说中可怕的激素。这种治疗方式针对具体的过敏原,所以,想要采取脱敏治疗的患者,首先需要通过过敏原检测明确过敏性鼻炎由哪种过敏原导致。目前国内可供临床使用的标准化过敏原疫苗种类包括屋尘螨、粉尘螨和黄花蒿。螨虫是我国大部分区域过敏性鼻炎患者的主要过敏原,也是最重要的室内过敏原。黄花蒿过敏在北方较常见,是户外的主要过敏原。其他的过敏原,如猫毛、狗毛、霉菌以及其他的花粉等,国内目前尚无标准化过敏原疫苗可以用于脱敏治疗。

由于针对不同过敏原、不同厂商生产的过敏原疫苗的剂量及浓度单位尚未统一,其疗效和安全性会存在差别,治疗方案也不尽相同,不同产品的治疗方案也不能相互通用或混用。因此,临床推荐使用标准化过敏原疫苗进行脱敏治疗。

脱敏治疗有哪些治疗方式和方案,其疗程要多久?

目前临床常用的过敏原免疫治疗方式根据过敏原提取物进入身体的不同途径分为皮下注射法(又叫皮下免疫治疗)和舌下含服法(又叫舌下免疫治疗),也分别俗称为皮下脱敏治疗和舌下脱敏治疗。脱敏治疗是一种长期治疗,总疗程为3～5年,分为起始阶段(也叫剂量上升或累加阶段)和维持阶段(剂量维持阶段的简称)。皮下免疫治疗又根据剂量累加阶段注射频率的不同,可分为常规免疫治疗和加速免疫治疗,后者又可分为集群免疫治疗和冲击免疫治疗(快速治疗方案)。目前国内临床应用最多的治疗方案是常规免疫治疗,其次是集群免疫治疗。常规免疫治疗是最经典的治疗方式,其疗效和安全性都得到了广泛的验证。常规免疫治疗剂量累加阶段需3～6个月,此间每周注射1次,每次1针。剂量累加顺利者,14～15周累加到最高剂量或患者能耐受的最大剂量后进入维持阶段。集群免疫治疗,可将剂量累加阶段缩短至6周,每周就诊1次,每次注射2～3针(两针注射时间至少间隔30分钟)。冲击免疫治疗风险较大,需住院严密观察,临床应用较少。起始阶段的治疗就像在逆流中行船,不进则退。当患者没有按时治疗,或治疗反应较大时,剂量累加速度就会减慢,所花费的时间就会延长。皮下免疫起始阶段结束后,一般每4～6周或4～8周注射一次,不同疫苗根据具体的产品说明书,维持治疗的注射间隔时间不完全一致,不同的患者根据其可耐受的最大剂量不同,其维持治疗的注射间隔时间不完全相同,可耐受的最大剂量越大,注射的间隔时间就越长。总疗程一般推荐至少为 3 年,3 年后可根据患者意愿继续维持 2 年或以上。一般维持注射时间越长,脱敏治疗的效果越持久。

安脱达疫苗皮下免疫治疗方案

周次	常规 SIT 方案				集群 SIT 方案			
	注射(就诊)次数	瓶号	单次剂量(SQ-U)	总剂量(SQ-U)	注射(就诊)次数	瓶号	单次剂量(SQ-U)	总剂量(SQ-U)
1	1(1)	1	20	20	1(1)	1	10	1 110
	—	—	—	—	2(1)	—	100	—
	—	—	—	—	3(1)	2	1 000	—
2	2(2)	1	40	60	4(2)	3	2 000	7 110
	—	—	—	—	5(2)	—	4 000	—
3	3(3)	1	80	140	6(3)	3	5 000	22 110
	—	—	—	—	7(3)	—	10 000	—
4	4(4)	2	200	340	8(4)	4	10 000	52 110
	—	—	—	—	9(4)	—	20 000	—
5	5(5)	2	400	740	10(5)	4	20 000	112 110
	—	—	—	—	11(5)	—	40 000	—
6	6(6)	2	800	1 540	12(6)	4	40 000	212 110
	—	—	—	—	13(6)	—	60 000	—
7	7(7)	3	2 000	3 540	14(7)	4	100 000	312 110
8	8(8)	3	4 000	7 540	—			

（续表）

周次	常规 SIT 方案				集群 SIT 方案			
	注射(就诊)次数	瓶号	单次剂量(SQ-U)	总剂量(SQ-U)	注射(就诊)次数	瓶号	单次剂量(SQ-U)	总剂量(SQ-U)
9	9(9)	3	8 000	15 540	15(8)	4	100 000	412 110
10	10(10)	4	10 000	25 540	—	—	—	—
11	11(11)	4	20 000	45 540	—	—	—	—
12	12(12)	4	40 000	85 540	—	—	—	—
13	13(13)	4	60 000	145 540	16(9)	4	100 000	512 110
14	14(14)	4	80 000	225 540	—	—	—	—
15	15(15)	5	100 000	325 540				

此表出自《过敏性鼻炎皮下免疫治疗的临床操作规范》

 皮下脱敏治疗和舌下脱敏治疗有何异同？

　　两种治疗方式的原理一样，适应的人群和禁用的人群也基本相似。两种治疗方式都包括起始阶段和维持阶段，都是从低浓度低剂量开始，然后逐渐增加剂量和浓度，直到增至最高浓度的推荐剂量或患者可耐受的最大剂量后继续维持至疗程结束。两种方法的总疗程均以 3～5 年为宜，疗程越长，疗效越巩固。两种治疗方式的费用也相差不多，目前都不在常规医保报销的范围。皮下脱敏治疗的注射方式和麻腮风的疫苗接种方式非常相似，注射的常规部位都是上臂的外侧。皮下脱敏治疗是将过敏原疫苗注射于皮下，需要多次频繁注射，且患者每次注射都必须前往医院，在起始阶段一般需每周至医院一次，维持阶段 4～8 周一次。舌下脱敏治疗的给药方式有些类似以前的糖丸疫苗（脊髓灰质炎疫苗）或现在的轮状病毒疫苗，可在家自行服药，是将过敏原疫苗放在舌下，含化数分钟后吞咽，在给药前后至少 10 分钟内不要饮水或进食。要求患者每日都必须服药，并继续坚持直至停止治疗。虽然舌下脱敏治疗可在家自行服药，但却经常出现漏服的现象，舌下脱敏治疗的依从性反而低于皮下脱敏治疗。一般而言，皮下脱敏治疗效果优于舌下脱敏治疗，但舌下脱敏治疗的安全性高于皮下脱敏治疗。鉴于低龄儿童表达能力弱，综合配合度、耐受性和安全性，一般建议皮下脱敏适用于 5 岁以上患者，舌下免疫可放宽至 3 岁以上的儿童使用，具体遵循药品说明书。

治疗方式	皮下	舌下
起源时间	100 余年，经久不衰的治疗方式	数十年，给药方便的治疗方式
给药部位	一般在上臂的外侧皮下注射	放在舌下，含化数分钟后吞咽
是否需要在医院治疗	需要	不需要
治疗间隔	起始阶段一般每周注射一次，维持阶段一般 4～8 周注射一次	每天都要服用
疗效	更优	总体有效

(续表)

安全性	总体安全	更安全
年龄	5 岁以上	可放宽至 3 岁以上
依从性	更甚一筹	需要加强

 脱敏治疗有哪些优点？

脱敏治疗是过敏性鼻炎的一线治疗，国内外的诊疗指南都推荐适合脱敏治疗的患者尽早接受脱敏治疗，即在疾病的初期就可以选择脱敏治疗，无需以药物治疗失败为前提。脱敏治疗有如下优点：

1. 惟一一种可能通过调节免疫机制打断疾病进程的治疗方式，预防过敏性鼻炎发展成为哮喘，从而预防发生不可逆的损伤；

2. 唯一一种对因治疗的方法，显著改善患者的鼻部症状，减少或停止药物治疗，不仅在脱敏治疗期间能维持治疗效果，而且停止脱敏治疗后仍具有长期疗效，这是和药物治疗之间最大的区别；

3. 它还能减少新发致敏原的风险，也就是防止出现更多致敏物质。

4. 脱敏治疗的父母还可降低后代过敏性鼻炎的发病率。

作。通过规范的治疗，也可改善患者体质，减少或减轻过敏性鼻炎的发作及症状。

 目前有哪些新的过敏性鼻炎的治疗方式？

目前最有希望在临床获批的两种新的治疗方式是奥马珠单抗生物治疗和新的免疫治疗给药途径。

一、抗 IgE 单克隆抗体

奥马珠单抗通过与游离 IgE 结合而显著降低游离 IgE 水平，阻断 IgE 与肥大细胞、嗜碱性粒细胞结合，从而抑制肥大细胞和嗜碱性粒细胞的活化，减少和抑制炎症介质的释放，控制过敏症状并减少辅助用药的使用。奥马珠单抗已经先后被多个国家获批用于中重度持续性变应性哮喘、慢性特发性荨麻疹和重度慢性鼻窦炎伴鼻息肉的治疗，但该药成本与剂量限制了其在 AR 治疗中的广泛应用。2019 年日本已批准该药物用于严重季节性过敏性鼻炎的治疗。此外，临床研究显示脱敏治疗联合奥马珠单抗治疗过敏性鼻炎，不仅可以保障快速脱敏的疗效，而且可以降低不良反应的发生。这些充分证明奥马珠单抗用于过敏性鼻炎的显著疗效，也说明了该药物研究的未来前景。奥马珠单抗将为国内过敏性鼻炎的治疗提供更多的选择。

二、脱敏治疗新的给药方式

我们知道脱敏治疗的疗程很长，需要 3—5 年，令很多过敏性鼻炎的患者望而却步。除了常规的皮下和舌下脱敏治疗外，近十几年来出现了两种最新探索的脱敏治疗给药途径：淋巴结内和表皮给药脱敏治疗。淋巴结内脱敏治疗即将变应原直接注射到淋巴结，我们称之为淋巴管内特异性免疫治疗。欧洲的一项小样本研究显示，淋巴结内给药通过在超声引导下数次注射就可以达到普通免疫治疗3年的治疗效果，但是其安全性和有效性还需要更多的数据支持，而且目前尚无被官方批准的用于该种给药途径的商业化变应原提取物。表皮免疫治疗是脱敏治疗的另外一个新的给药方式，是将皮肤贴片作为过敏原给药途径，大大提高了患者舒适度和依从性，但是仍需要进一步研究来确定其最佳给药方案。两种方式在牧草花粉过敏的治疗方面均非常有前景，可以降低给药次数和变应原总剂量。

 过敏性鼻炎的治疗效果如何自我评估？

过敏性鼻炎患者可以采用"日记卡"的方式记录每天的过敏性鼻炎发作情况：每日发作的时间、发作的严重程度、对生活质量是否造成了影响、是否有诱发因素（如感冒、闻到刺激气味、大扫除、疲劳等）、治疗用了哪些药物、药物使用的频率，停用药物后症状是否有复发，停用多久后复发等，由此可以了解每天、每周、每月和每年的变化情况，从而反映症状的严重程度和改善情况，也可为治疗方案调整、护理指导提供依据，并且有利于减少病情加重的诱发因素、提高患者依从性和缓解焦虑心理等。过敏性鼻炎的症状记录主要包括 4 个鼻部症状(喷嚏、流涕、鼻痒和鼻塞)。日记卡的内容主要分为 4 部分:

① 记录日期

流涕	● 0	● 1	● 2	● 3
喷嚏	● 0	● 1	● 2	● 3
鼻痒	● 0	● 1	● 2	● 3
鼻塞	● 0	● 1	● 2	● 3

备注: 0无 (无症状);1轻度 (症状轻微,易于忍受);2中度 (症状明显,令人厌烦,但可以忍受);3重度 (症状不能忍受,影响日常生活和/或睡眠)

② 记录鼻炎症状

③ 记录诱发因素

④ 记录药物使用情况

症状得分越低,就说明患者的治疗效果越好。

做好

过敏性鼻炎的日常保健

过敏性鼻炎患者能游泳吗？

游泳能很好地锻炼人体的心肺功能，因此，在身体力行的情况下，过敏性鼻炎患者坚持游泳也是有益于身体健康的。除了常规的游泳注意事项外，过敏患者在选择游泳运动时需要特别注意以下几点：

1. 在游泳过程中要避免受凉，有些过敏患者着凉后会诱发或加重过敏性鼻炎；

2. 要注意选择合适的泳池。为了保持泳池的卫生，管理人员通常会在泳池中加入氯或者漂白粉等消毒剂。有些过敏患者会对这类物质过敏。此外，高浓度的外消毒剂也会损害呼吸道黏膜。另外，现在很多泳池是室内的恒温泳池，泳池内潮湿温暖的环境特别容易滋生霉菌，霉菌过敏的患者不建议在此类环境长期逗留。有些患者一到泳池、或者游泳前后特别容易发作过敏性鼻炎，那建议患者最好避免这类泳池。

3. 过敏症状发作期间建议暂停运动，待症状控制稳定后再开始运动。

总体而言，游泳运动有益于过敏患者的身心健康，但泳池的环境需要慎重考量，相对而言，露天的温水游泳池环境可能更适合过敏患者。

 过敏性鼻炎患者需要戒烟吗？

人人都知道"吸烟有害健康"。大家非常明确吸烟对肺不好。长期吸烟容易诱发慢性支气管炎、肺气肿甚至肺癌等疾病。也有不少人认识到吸烟不仅能导致肺部疾病，还是咽喉疾病如咽喉炎、声带息肉、喉癌等的发病因素。其实这些显而易见的道理足以说服烟民去戒烟，可是还是有很多过敏性鼻炎患者会到医生那里求证一下，吸烟和过敏性鼻炎会有关系吗？从过敏性鼻炎的角度出发，戒不戒烟是不是无所谓啊？在这里，我要给广大烟民补一刀，增加一个戒烟的理由：吸烟对包括鼻腔在内的呼吸道不仅是一种物理化学的损害因素，也是过敏性疾病的诱发因素之一，同时还会加重过敏性鼻炎的鼻部症状，促使患者使用更多的药物。所以，作为医生的我，绝对举双手赞成过敏性鼻炎患者戒烟。

多项研究发现，被动吸烟和吸烟都是过敏性鼻炎的诱发因素。吸烟者过敏原检测阳性率明显高于非吸烟者，而且其子女（处于被动吸烟的环境）的过敏现象也相对增加。此外，与父亲相比，母亲暴露于吸烟环境与后代更相关；与产后相比，产前暴露于吸烟环境对后代过敏的影响更大。母亲是过敏患者又在孕期暴露于吸烟环境的儿童，孩子对尘螨过敏的风险增高了近 2 倍。此外，不少研究表明，吸烟不仅增加了过敏性鼻炎的发生风险,还增加了过敏性鼻炎患者的鼻腔阻力,也就是会加重过敏性鼻炎患者的鼻塞症状,让患者经鼻呼吸更困难,从而促使患者使用更多的鼻部药物。

所以为了自己,也为了家人,不要吸烟!不要吸烟!不要吸烟!重要的事情说三遍哦!

 过敏性鼻炎患者需要戒酒吗?

同吸烟一样,作为医生,我举双手赞成患者戒酒。

理由有以下几点:同吸烟一样,单从饮酒本身的害处而言,无论你是否有过敏性鼻炎,我也建议不要饮酒。

有些人摄入酒精后会诱发过敏性鼻炎,这类人群更加建议滴酒不沾。

酒的主要成分是乙醇,饮酒后,全身血管扩展,鼻黏膜内的毛细血管也会扩张,鼻甲组织就会充血肿胀,过敏性鼻炎苍白水肿的黏膜无疑更加肿胀,从而加重鼻塞的症状。

综上所述,建议所有人戒酒,更建议过敏性鼻炎患者戒酒。

 过敏性鼻炎患者鼻出血了怎么办?

过敏性鼻炎导致的鼻出血大多数是由于鼻腔前端的黏

膜、特别是鼻中隔前端的黏膜糜烂破损引起，所以过敏性鼻炎导致的鼻出血一般位于鼻腔前段。因而，有鼻痒喷嚏清涕或反复揉鼻揉眼的患者如果鼻出血了，不必慌张，保持镇静，头略向前下倾斜，用拇指和食指的指腹压紧双侧鼻翼五到十分钟通常就能有效止血。有时也可在鼻出血的那侧填塞干净的棉球来帮助止

扫描二维码可以观看真人演示鼻出血时如何止血

血。出血时还可冷敷额部和颈部来促进血管收缩从而止血。若压住鼻翼后仍有鼻出血或血流到咽喉至嘴巴，那就需要尽快到医院就诊了。

　　鼻出血止住后，我们要促进糜烂的黏膜尽快修复，并防止黏膜再次糜烂破损出血。过敏性鼻炎患者除了要保持鼻腔湿润（使用金霉素软膏或红霉素软膏涂抹鼻腔或石蜡油滴鼻液滴鼻等都可以保持鼻腔的湿润。注意涂抹药膏时，动作要轻柔，防止破损的伤口受到刺激后再次裂开。推荐一个不用棉签，不用手电筒的超级简单的药膏涂抹办法：挤少许药膏到鼻腔后用食指和大拇指轻捏鼻翼数次即可），避免揉鼻搓鼻挖鼻等坏习惯外，要尽快缓解过敏性鼻炎的症状，才能从根本上避免因为鼻痒涕多鼻塞等过敏症状导致的揉鼻搓鼻挖鼻等坏习惯，鼻内黏膜才能逐渐恢复健康，最终才能去除过敏性鼻炎患者鼻出血发病的重要诱因。若近期频繁鼻出血，也可进一步行鼻腔镜和血液检测明确是否还有其他因素导致鼻出血。

过敏性鼻炎患者的饮食禁忌有哪些？

民间有很多人传言过敏性鼻炎患者不能吃发物。所谓发物，是指富于营养或有刺激性特别容易诱发某些疾病（尤其是过敏性疾病）或加重已发疾病的食物。所谓的发，可以理解成"诱发、引发、助发"某些疾病，发物大多是腥膻味的，如牛、羊肉；或是异体蛋白，如鱼、虾、蟹、蛋类、奶类制品；或是生发性的，如酒、葱、姜、蒜、韭菜、茴香、香菜、笋、腐乳等。有的高敏病人，甚至对大米、小麦、玉米等都可产生过敏反应。

中医治病离不开辨证论治，忌口也不能忽视"辨证论忌"，如过敏性鼻炎属虚、寒，症见体质虚寒，大便溏薄，胃痛喜热，四肢发冷等，则应忌食寒凉生冷之食物，如西瓜、雪梨、香蕉；热证见面目赤红、怕热、失眠心烦者，忌食生姜、辣椒、大蒜、油炸品、和辛辣的食物等。

发物对过敏性疾病如过敏性鼻炎具有诱发作用，但是，目前现代研究在这一领域上没有确切的科学依据，应该说只要没有过敏反应，或是吃了后鼻部症状没有发作或加重，这些东西可以适度进食，并非绝对不能吃。

 过敏性鼻炎患者怎么食疗保健？

很多中药其实是药食同源的，既是药物又是食物，有利于

过敏性鼻炎的保健食材,如香蕉,山药、羊肉,白萝卜,等。平素可以选择的保健食谱与制作方法,如:

① 莲子屏风瘦肉汤:适用于过敏性鼻炎、肺脾气虚经常容易感冒者。组成:黄芪、莲子各 50 g,西洋参 15 g,白术 20 g,防风 20 g,瘦肉少许。诸药连同瘦肉,共同炖服,喝汤即可。每 2 天吃 1 次。

② 百合大枣粥:适用于过敏性鼻炎属肺脾气阴两虚者,组成:百合 30 g,大枣 8 枚,粳米 50 g,冰糖适量。食材洗净,同放入砂锅中,加适量水,共煮成粥,调入冰糖,稍煮即可。每日 1 次,顿服。

③ 鳝鱼煲猪肾:适用于过敏性鼻炎属脾肾虚寒者,组成:黄鳝 250 g,猪肾 100 g。将黄鳝洗净,切段;猪肾洗净,去筋膜。加入 2 000 ml 清水,同煲熟,调味即可,佐餐食用。

④ 黄芩炖猪肚:适用于过敏性鼻炎属肺经火热型者,组成:黄芩 15 g,猪肚 250 g。将猪肚洗净、切丝;黄芩洗净,并包纱布。与葱段、生姜片、酱油共放入砂锅中;加适量水,共炖至猪肚烂熟,去药包,调入食盐、味精即成。佐餐食用,每周 2 次。

⑤ 辛夷煮鸡蛋:适用于过敏性鼻炎属肺气虚寒型者,组成:辛夷 20 g,鸡蛋 2 只。鸡蛋加水煮熟,蛋熟后去壳,再与辛夷(纱布包)同煮片刻。吃蛋喝汤。每日 1 次,连服 1 周。

⑥ 神仙粥:适用于过敏性鼻炎属风寒型者。组成:生姜 6 g,连须葱白 6 根,糯米 60 g,米醋 10 毫升。将糯米洗净与生姜同煮,粥快熟时放入葱白,最后加入米醋,稍煮即可食用。

每日 1 次。

 过敏性鼻炎患者可以做哪些鼻部保健?

主要通过鼻部按摩,以疏通经络,使气血流畅,达到祛邪外出,宣通鼻窍的作用。常用方法,如:

① 患者自行先将双手大鱼际摩擦至发热,再贴于鼻梁两侧,自鼻根至迎香穴反复摩擦至局部觉热为度;

② 或以两手中指于鼻梁两边按摩 20—30 次,令表里俱热,早晚各 1 次;再由攒竹向太阳穴推按至热,每日 2—3 次;

③ 患者亦可用手掌心按摩面部及颈后、枕部皮肤,每次 10—15 分钟;

④ 或可于每晚睡觉前,自行按摩足底涌泉穴至发热,并辅以按摩两侧足三里、三阴交等。

 小儿过敏性鼻炎可以做推拿、按摩吗?

中药和针刺对过敏性鼻炎均有治疗和预防作用,但对于低龄儿童而言,难以长期坚持,就会影响疗效,小儿推拿则能弥补其缺陷。简单易学的推拿与按摩手法,如:

① 揉合谷:每次 2 分钟,每日可揉按 1—2 次。合谷穴定位:在手背,第 1、2 掌骨间,当第二掌骨桡侧的中点处。

② 揉风池:每次 2 分钟,每日可揉按 1—2 次。风池穴定位:枕骨之下,胸锁乳突肌与斜方肌上端之间的凹陷处。

③ 揉风府:每次 2 分钟,每日可揉按 1—2 次。风府穴定位:在颈部,当后发际正中直上 1 寸。

④ 推擦印堂穴:用拇指沿着印堂穴向上做推拿。印堂穴定位:位于人体的面部,两眉头连线中点。

⑤ 揉迎香穴:用指腹搓擦鼻翼两侧的迎香穴,用指腹在两侧快速搓擦,使局部产生热度。迎香穴定位:鼻翼外缘中点旁开 0.5 寸,鼻唇沟正中。

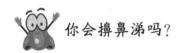 你会擤鼻涕吗?

除了很小的孩子,大家应该都擤过鼻涕吧!过敏性鼻炎患者经常有很多鼻涕,我很多次在出诊时目睹患者擤鼻涕的场景。我发现有不少人擤鼻涕时,捏住双侧鼻孔,用力往外擤。有一天,有个小学生在就诊时就用这样的方式擤着鼻涕,擤完后就跟他妈妈说耳朵闷了。他妈妈对我说:"孩子经常擤完鼻涕后说耳朵闷,也不知道咋回事。"我立刻回复道:"是孩子错误的擤鼻涕方式导致耳朵闷的。"

当捏住双侧鼻孔用力擤鼻涕时,鼻腔过大的压力迫使鼻涕向后方流到鼻咽部堵塞咽鼓管(咽鼓管是鼻子和耳朵相通的管道,耳朵的通气和中耳的压力就靠通畅的咽鼓管来维持,咽鼓管堵住,耳朵就会觉得闷胀),从而堵塞耳朵的通气管道,导致耳朵闷胀。有时这样擤鼻涕时，鼻腔过大的压力也会导致鼻涕逆流至鼻窦或堵塞鼻窦的开口从而诱发鼻窦炎。所以，捏住双侧鼻孔用力擤鼻涕是错误的擤鼻方式，有时还会诱发中耳炎或鼻窦炎。

推荐采用一次擤一侧鼻孔的擤鼻方式：拿一张干净柔软的纸巾或湿巾或手帕放在双侧鼻孔前下方，用手指压住一侧鼻孔，轻轻用力向外擤出对侧鼻孔的鼻涕，然后同法擤出另一侧鼻孔的鼻涕。

温馨提示

1. 鼻涕很难擤出时，建议先用生理盐水冲洗鼻腔将鼻涕稀释后再擤出。

2. 鼻塞很严重时，可以适当使用缓解鼻塞的缩血管药物使鼻腔通畅后再擤鼻涕。

3. 一次擤不干净时，可以反复多次采用一次擤一侧鼻孔的方式逐渐将鼻涕全部擤出。

4. 有时觉得鼻涕在很深处时，也可以深吸气，将鼻涕吸到嘴巴吐出来。

5. 不要同时擤双侧鼻腔。

6. 不能用力过猛。

脱敏治疗有这么多好处，为啥做这种治疗的患者不多？

1. 虽然脱敏治疗是过敏性鼻炎的一线治疗，但在临床上，很多医生对脱敏治疗也不是很了解，很多患者更是闻所未闻。所以，临床上没有广泛开展脱敏治疗；

2. 脱敏治疗要由接受过相关专业培训的医务人员进行，目前接受专业培训的耳鼻喉科医生数量远远不够；

3. 开展皮下免疫的医疗单位还需要设置脱敏治疗中心，目前设置了脱敏治疗中心的医疗单位也远远不足；

4. 广大民众对于脱敏治疗的知晓度很低，很多患者表示没有听说过脱敏治疗；

5. 皮下脱敏治疗需要频繁注射，每次均要求患者去医院就诊，这在一定程度上限制了皮下免疫治疗的临床应用（患者通常远离脱敏治疗中心）；

6. 目前在中国只有尘螨和黄花蒿可以用于脱敏治疗，尚无常见的其他过敏原，如猫毛、狗毛、霉菌以及其他的花粉等；

7. 脱敏治疗也存在一些潜在的过敏反应风险；

8. 在治疗期间需要相对较高的治疗费用，但从长远看，很多研究表明脱敏治疗可以减少后期的治疗费用，以及由于治疗所产生的时间成本和误工费用，因此从长远角度出发，脱敏治疗可能更划算，但是很多患者无法理解这一点；

9. 有一些患者错失了脱敏治疗的时机，不再适合脱敏治疗。

 脱敏治疗和药物治疗冲突吗？

脱敏治疗是一种不同于药物的治疗，其原理和药物治疗完全不一样，但脱敏治疗和药物治疗并不冲突，在过敏性鼻炎的治疗中，药物治疗和脱敏治疗可以双管齐下，相互补充，有利于提高临床疗效和安全性。免疫治疗的起效相对缓慢，我们建议患者在脱敏治疗的过程中，特别是脱敏治疗的起始阶段（这时脱敏治疗还未完全起效），仍使用足量的药物控制过敏性鼻炎的症状。这样可以让患者的过敏症状得到迅速控制，也能促进脱敏治疗的剂量不断提升。待脱敏治疗逐渐起效后，会使患者的鼻炎症状发作频率和严重程度逐渐下降，最终甚至不再发作，而其过敏性鼻炎相关的药物使用也逐渐减少至停止。在脱敏治疗的疗效波动期间也可以再次使用药物治疗，维持症状的稳定，减少不良反应的发生。因此，想要脱敏治疗的患者也不能排斥药物治疗。

 哪些人适合脱敏治疗？

根据临床症状、体征、皮肤点刺和/或血清特异性 IgE 检测结果阳性确诊过敏性鼻炎、过敏性结膜炎和/或过敏性哮喘者，如屋尘螨导致的过敏性鼻炎患者,适宜进行屋尘螨变应原制剂免疫治疗,在疾病初期即可开展,无需以药物治疗失败为前提。

下列情况的过敏性鼻炎患者,尤其适合脱敏治疗:1 用常规药物治疗和过敏原回避等措施不能有效控制症状者;2 需要大剂量药物和/或多种药物联合使用方能控制症状者;3 药物治疗引起不良反应者;4 希望避免长期使用药物者;5 希望预防 AR 或哮喘发病者。对出现严重不良反应、无法频繁至医院等不能进行皮下免疫治疗的患者,可考虑舌下免疫治疗。

 孕妇可以进行脱敏治疗吗?

孕妇或计划妊娠期间不建议开始脱敏治疗。若患者在脱敏治疗过程中发现怀孕,目前没有临床证据表明,脱敏治疗对胎儿有不良影响,但应重新评估风险,并征得患者同意后决定是否继续脱敏治疗。

 哪些人不适合脱敏治疗?

脱敏治疗是一种免疫治疗,它也是有禁忌证的,不是所有过敏性疾病患者都可进行脱敏治疗,以下情况不建议脱敏治疗:①控制不佳或肺功能欠佳的重症哮喘;②发作期的系统性自身免疫性疾病;③恶性肿瘤。而下列患者需要谨慎使用脱敏治疗：①部分控制哮喘；②合并心血管疾病；③曾发生过针对脱敏治疗的严重全身反应；④缓解期的系统性自身免疫性疾病；⑤严重的精神疾患；⑥依从性差；⑦原发性或继发性免疫缺陷。

 有的患者接受了脱敏治疗，为什么效果不尽人意呢？

首先，脱敏治疗的起效较慢，一般 3～6 个月可观察到疗效，在脱敏治疗的起始阶段可能看不到明显的治疗效果。所以，患者在脱敏治疗的前期，不可有太高的期望值。一般在患者坚持标准化脱敏治疗维持 1 年后，如果仍未观察到明显的症状改善，就需要再次分析评估病情，考虑是否需要终止脱敏治疗。

其次，脱敏治疗是一项长期治疗，包括起始期和维持期 2 个阶段。世界卫生组织推荐免疫治疗疗程为 3～5 年。因此，如果患者前期的治疗取得了较好的效果，也不能获得较好的效果后过早地停止脱敏治疗。医生仍然建议患者继续坚持标准化脱敏治疗，使其维持期达到 3～5 年，才能避免病情反复，达到理想的治疗效果。一般维持治疗持续时间越长，疗效越持久。

再次，脱敏治疗的疗效还取决于疫苗的质量和脱敏的治疗方式。疫苗应首选国际认可的标准化疫苗。比如国内最常用的屋尘螨变应原标准化制剂。皮下免疫治疗是最经典的脱敏治疗方式，其疗效也是全世界公认的。

然后,脱敏治疗还存在剂量-疗效关系,高浓度的变应原制剂更加有效,过敏性鼻炎脱敏治疗的专家共识和指南推荐维持量一般要达到起始量的 1000～10000 倍。因此维持期应尽可能达到可耐受的最高剂量才能发挥最佳效果。在临床实践中经常碰到这样的情况,起初的治疗效果不尽人意,当达到最高的可耐受剂量后,患者出现了满意的疗效。

此外,患者的疗效也与患者的依从性(即治疗的配合度)密切相关。患者要对脱敏治疗有充足的认识和信心,要坚持完成脱敏治疗的全部疗程。在脱敏治疗过程中,患者不能过早和随意停用对症用药。同时,患者在生活环境中应尽量避免接触过敏原,还要加强锻炼,提高体质。

值得一提的是,有的过敏性鼻炎患者的过敏原可能包含多种,在进行脱敏治疗时只能改善脱敏制剂中的过敏原导致的过敏症状,脱敏制剂中不包含的过敏原依然会引起过敏,因此在生活中仍需要避免接触所有的过敏原。

还有一点也需注意,过敏性鼻炎患者可能合并非过敏性鼻炎,因此,在接触一些非过敏原以外的各种理化因素包括香烟、烟雾、香水、洗涤剂、各种化学品、空气污染、湿度变化和冷热刺激等时,还有可能诱发鼻炎发作。

最后,只有医患双方共同努力,才能达到最佳的治疗效果。脱敏治疗虽然是一种特别的治疗,但其疗效确实也存在个体差异。在临床上,仍有少部分患者经过医生和患者的最大努力无法达到满意的疗效。

为什么建议儿童尽早脱敏治疗？

　　过敏性鼻炎是我国儿童主要的呼吸道慢性疾病。与成人相比，儿童的患病持续时间短，免疫重塑功能更强，免疫治疗的起效更快，疗效更好。过敏性鼻炎对儿童生长发育的影响更大，早期脱敏治疗不仅可以更好更快地控制过敏性疾病，还可以减少过敏性疾病给生长发育带来的影响，减少过敏性疾病引起的并发症，避免造成不可逆的组织重塑，预防过敏性鼻炎发展为哮喘，减少新的致敏原。此外，由于脱敏治疗的疗程较长，需要花费不少时间，儿童相比成人拥有更充足的时间来治疗。有研究显示，儿童脱敏治疗的配合度要高于成人，这也是儿童脱敏治疗效果优于成人原因之一。因此建议过敏性鼻炎的患者可以尽早开始脱敏治疗，早治疗早受益。

 脱敏治疗的不良反应有哪些？

　　和接种其他疫苗一样，过敏原疫苗在接种后也可能出现不良反应，这些不良反应的本质也可以看作是机体对过敏原的过敏反应，多发生在治疗后 30 分钟之内，但绝大多数患者可以耐受。严重不良反应的发生是罕见的。

　　局部反应表现为变应原疫苗注射部位瘙痒、红肿、疼痛、硬结等。大部分在注射后20—30分钟内出现,有些是在注射后3—12小时发生,局部不良反应一般1—2天内自行消退,不影响治疗。如果局部反应连续发生,可以在注射部位冷敷或者涂抹糖皮质激素乳剂缓解症状。

全身反应指发生在远离注射部位的症状,包括鼻痒、喷嚏、流清水涕、鼻塞、眼痒、流泪、结膜充血、畏光、眼肿、咽痒不适、咳嗽、胸闷、憋气、喘息、全身皮肤瘙痒、荨麻疹、湿疹、血管性水肿、腹痛、腹泻、呼吸困难、低血压等。常发生在注射后30分钟内,大多数反应轻微,严重者可诱发过敏性休克甚至死亡。根据症状的严重程度,全身反应分为轻、中、重和过敏性休克四级。轻-中度全身反应经对症处理后,可以调整剂量后继续进行脱敏治疗;如果出现重度全身反应或者过敏性休克,应考虑终止治疗。

舌下脱敏治疗的不良反应多见于第一次用药时(一般建议第一次用药在医院)和剂量递增期,多为局部反应,主要发生在口腔,包括口舌肿胀、瘙痒和麻木。舌下脱敏的全身不良反应较少。一般不需要特殊处理,绝大部分可自行缓解或给予对症药物治疗后缓解。最常见的严重不良反应是哮喘发作、鼻炎加重,其他包括腹痛、呕吐、腹泻、疲劳感和荨麻疹等。

 尘螨过敏性鼻炎患者准备做皮下脱敏治疗前需要做哪些准备?

首先要选择有脱敏治疗资质的医院进行相应的检查和评

估,明确是否是过敏性鼻炎,并确定过敏原,排除脱敏治疗的禁忌症。若患者合并哮喘,可以于呼吸科行肺功能检测,一氧化氮结合试验,哮喘激发试验等相关检查,评估哮喘的严重程度。如果患者处于过敏性鼻炎急性重度发作期,可以考虑对症用药 1—2 周过敏症状缓解后行脱敏治疗。

 皮下脱敏治疗过程中需要注意哪些事项?

① 保持良好的依从性是脱敏治疗成功的关键,同时也是避免不良反应发生的重要因素。

② 生活中尽量避免接触过敏原。

③ 治疗当天应避免剧烈运动、饮酒、汗蒸、桑拿等。每次治疗前可以先休息 10 分钟左右,待心跳、呼吸平稳后再治疗。且不要在空腹状态下进行治疗。

④ 为保证皮下脱敏的安全,每次治疗后都需要留院观察至少 30 分钟,观察期间随时向医务人员报告身体任何不适,以便医务人员及时判断采取措施缓解不良反应。

⑤ 注射后 24 小时内避免剧烈运动、长时间热水浴和饮酒等,这些活动都会短时间内加速血液循环,诱发严重的过敏反应。

⑥ 离开医院后有任何不适也应及时与医务人员联系,以便及时调整下次注射剂量和时间。

哪些情况皮下脱敏治疗需要调整剂量？

在实际治疗过程中，脱敏治疗的注射剂量都是有个体差异的。比如在剂量累加阶段，正常情况下治疗剂量是不断增加最终达到最高的维持剂量，但是遇到某些特殊情况，治疗剂量反而是原地踏步甚至会倒退；同理维持阶段的治疗剂量也不是一成不变的。那么什么情况会对脱敏治疗的剂量有影响呢？

1. 时间

我们知道皮下脱敏治疗是需要定期进行注射变应原的，在剂量累加期是定期 1 周左右注射，后面的剂量维持期是 4—8 周注射，通过持续不间断地治疗使患者逐渐产生免疫调节，降低对相应变应原的敏感度。如果患者超过一定的时间，机体对变应原的免疫调节能力就会随着时间的延长而减弱，在治疗时就需要进行剂量上的调整，恢复相应的免疫调节能力。

2. 不良反应

当患者治疗后出现严重的局部反应或者中度以上的全身反应时，说明机体对该治疗剂量强烈敏感，如果再增加剂量可能会出现更为严重的反应，提示在后面的治疗中可以降低剂量，放慢速度，以不产生强烈反应进行持续治疗。

3. 身体状况

脱敏治疗前三天的身体情况也是剂量调整的影响因素。

通常身体有严重不适的话会建议患者暂缓治疗，但是如果有轻度不适，比如感冒恢复期且症状不严重的情况下会考虑调低治疗剂量；如治疗前生活不规律，常常熬夜等情况，也会适当调整治疗剂量。

 什么情况下需要推迟皮下脱敏治疗？

① 1周内有呼吸道感染（如感冒、扁桃体炎、支气管炎等）或其他严重疾病（发高烧、急性腹泻等身体不适）。

② 哮喘急性发作期。

③ 皮炎或湿疹恶化。

④ 最近接触过较多变应原而使过敏症状加重。

⑤ 1周内注射其它疫苗（水痘、流感、肺炎、HPV等），2周内注射新冠疫苗。

 接种疫苗和皮下脱敏治疗之间应该如何处理？

一般不推荐脱敏治疗与其它疫苗同时接种。接种其它疫苗需与脱敏治疗前后间隔至少一周，接种新冠疫苗需与脱敏治疗前后间隔至少2周。当因动物致伤、外伤等原因需要紧急接种狂犬疫苗、破伤风疫苗/免疫球蛋白时，可不考虑与脱敏治疗的注射间隔，但在接种完这些疫苗后需要间隔至少一周再行脱敏治疗。

 过敏性鼻炎可以手术治疗吗？

前面提到，过敏性鼻炎的治疗主要包括"环境控制、药物治疗、免疫治疗、患者教育"等四个方面。总的来说，绝大部分患者经过这些手段症状能得到有效的改善和控制。但我们在门诊仍然会遇到有些患者，坚持药物治疗和免疫治疗后症状控制仍然不是很理想，这部分患者还有什么治疗方法呢？还有些患者就诊时会直接问医生，过敏性鼻炎可以手术治疗吗？手术是不是就把过敏性鼻炎根治了？

手术治疗是过敏性鼻炎的二线治疗，临床上酌情选择，主要用于难治性过敏性鼻炎的治疗，着重解决患者顽固性、器质性的鼻塞和黏膜高分泌、高敏感的状态。手术治疗的病理基础主要有如下两点：1 部分患者过敏性鼻炎反复发作，其下鼻甲黏膜增厚、充血肥大，从而导致患者出现顽固性的鼻塞。利用鼻甲黏膜减容手术，将增厚的黏膜减少，该手术虽然不能消除鼻部的过敏炎症，但是通过切除炎症组织可使鼻甲缩小，从而缓解鼻塞。2 最近的研究证实神经免疫调控机制在过敏性鼻炎中也发挥着重要作用，神经调控异常导致炎性神经肽释放，从而形成持久的神经源性炎性反应。神经阻断术就是基于神经免疫调控机制而设计的，通过阻断支配鼻腔的神经，降低鼻黏膜敏感性和减少鼻涕分泌，从而缓解喷嚏和流涕的症状。神经阻断术的主要术式有鼻内镜下翼管神经切断术、翼管神经分支切断术及筛前神经切断术等。随着鼻内镜外科技术进步，鼻内镜系统良好的照明和视野使得过敏性鼻炎的外科手术逐渐进入了精准化与微创化时代。需要强调的是目前过敏性鼻炎的一线治疗仍然是药物治疗和免疫治疗，手术治疗是过敏性鼻炎的二线治疗手段。是否适合外科手术治疗，需要和患者反复沟通，并最终由鼻科医生进行专业评估才能做最后决定。

 ## 手术治疗有哪些风险或不良反应？

　　过敏性鼻炎的外科手术虽然是鼻内镜下的微创手术，但是微创的意思不是没有手术风险。总结过去的经验和文献报道，干眼症是鼻内镜下翼管神经切断术最常见的术后不良反应，大约有 24％的患者术后会出现短期眼干、无泪、少泪等干眼症状。出现的原因主要是翼管神经中同样包含支配泪腺的神经纤维，翼管神经切断后泪腺的分泌受到了抑制。但是出现干眼症的患者也不需要过度焦虑担心，统计的数据发现96％的患者干眼症状是暂时的，术后半年内会自行恢复。在这个期间，出现干眼症的患者可以采取一些针对性的治疗措施，包括减少手机电脑等的使用以及补充人工泪液等。

　　还有少数患者术后出现硬腭麻木牙疼的感觉，也是与神经阻断手术中刺激到周围支配硬腭区域的感觉神经有关。这

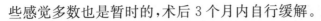

些感觉多数也是暂时的，术后 3 个月内自行缓解。

术后还有一些反应包括鼻涕中有血丝、鼻内疼痛或者头痛，大部分都是跟手术伤口有关，也是会随着伤口的愈合，这些反应一两周内得到缓解。

我们还遇到比较少见的术后鼻腔活动性出血的情况，这也是跟鼻腔丰富的血管分布有关。手术后创面结痂的脱落或者鼻腔的感染都可能引起鼻腔内小血管的破损出血。患者在家中遇到这种情况，首先保持冷静，然后尽快就近医院耳鼻喉科急诊就诊。

总的来说，过敏性鼻炎的外科手术治疗创伤比较小，恢复快，逐渐成为难治性过敏性鼻炎患者的一个有效治疗选择。

 哪些人适合手术治疗？

再次敲黑板强调一下，手术治疗是过敏性鼻炎的辅助治疗手段。并不是每一位过敏性鼻炎患者都需要采取手术治疗，根据我们国家过敏性鼻炎的诊疗指南，手术治疗有着严格的选择标准：

① 过敏性鼻炎患者经过规范化药物治疗和免疫治疗，鼻塞和流涕等症状仍然没有明显改善，严重影响患者生活质量；

② 过敏性鼻炎患者不愿意或不能长期进行药物治疗；

③ 过敏性鼻炎患者同时伴有哮喘，经规范化药物治疗和免疫治疗，鼻炎和哮喘均控制不良；

④ 鼻腔有明显的解剖学变异,例如合并严重鼻中隔偏曲,引起明显的鼻塞症状。

 哪些人不能手术治疗?

虽然有些患者可以考虑手术治疗,但是鼻科医师不仅仅关注鼻腔局部的问题,还需要评估患者的全身情况是否能够耐受手术,手术给患者带来的获益是否超过潜在的风险,具体评估内容包括以下几个方面:

① 有心理精神疾病或依从性差;

② 全身情况差,不能耐受手术;

③ 年龄小于 18 岁或大于 70 岁;

④ 有出血倾向、凝血功能障碍;

⑤ 未经过常规药物治疗或免疫治疗;

⑥ 鼻炎症状加重期;

⑦ 哮喘未控制或急性发作期;

⑧ 合并原发性免疫性疾病(如干燥综合征)或泪液分泌试验等结果异常。

 有哪些中医药可以治疗过敏性鼻炎?

中医学认为,过敏性鼻炎的病因,多是由于正气虚损,尤其肺、脾、肾三脏功能失调，风寒、异气乘虚侵入；或体质禀赋特异（即过敏体质），复感受外邪所致。通过中医药的整体调理和辨证论治，能够调整和改善患者体质，进而治疗本病。根据中医学理论，将过敏性鼻炎分为肺气虚寒、脾气虚弱、肾阳不足和肺经蕴热四个证型。除外鼻塞、鼻痒、喷嚏、清水涕等典型症状，各个证型的临床表现及治疗方法、所用药物各不相同，常见的过敏性鼻炎中医证型及相应治疗，如：

1. 肺气虚寒：患者平素多怕风怕冷，易感冒，易自汗，咳嗽痰稀，气短乏力，等。治法温肺散寒，益气固表。方药如玉屏风散或小青龙汤加减。

2. 脾气虚弱：患者多消瘦，面色萎黄无华，食少或腹胀，四肢倦怠乏力，少气懒言，等。治法：益气健脾，升阳通窍。方药如补中益气汤加减。

3. 肾阳不足：多怕冷四肢不温，腰膝酸软，精神不振，小便清长，或耳鸣遗精。治法：温补肾阳，固肾纳气。方药：金匮肾气丸加减。

4. 肺经蕴热：鼻部不适常在闷热天气发作，全身或见咳嗽，咽痒，口干，烦热，大便干结。治法：清宣肺气，通利鼻窍。方药选辛夷清肺饮或苍耳子散加减。

目前，临床上用于治疗过敏性鼻炎的中成药较多，常见如玉屏风颗粒、通窍鼻炎颗粒，辛芩颗粒，香菊胶囊，祛风止痒口服液等，每种药物的适应症和对应体质各有不同，患者最好在医生的建议下酌情选用。

有哪些中医的外治方法可以治疗过敏性鼻炎?

外治法是中医治疗体系非常重要的组成部分,尤其对于耳鼻咽喉这些内应于脏腑的五官病变,应用得当更是具有简便廉验的优势。其中常用于治疗过敏性鼻炎的外治方法,如:

1. 体针:可选迎香、印堂、风池、风府、足三里等为主穴,以上星、合谷、肺俞、脾俞、肾俞等为配穴。每次主穴、配穴各选1—2穴,留针20分钟,每日1次,针用补法,10次为一个疗程。

2. 灸法:选足三里、命门、百会、气海、三阴交、涌泉、神阙、上星等穴,悬灸或隔姜灸,每次2—3穴,每穴20分钟,10次为1疗程。

3. 耳针:选神门、内分泌、内鼻、肺、脾、肾等穴埋针,或以王不留行籽贴压以上穴位,两耳交替,隔日1次,10次为1疗程。

4. 穴位注射:可选迎香、合谷、风池等穴,药物可选当归注射液、黄芪注射液,或维生素 B1 等,每次1穴(双侧),每穴0.5—1 ml。每3日一次,10次为1疗程。

5. 穴位敷贴:可用斑蝥或附子、麻黄、甘遂等研粉,取少许撒于胶布,敷贴于肺俞、肾俞、大椎等穴位,约12—24小时后取去。每周1次,3次为1疗程。

上述方法,一般应在正规的医疗机构,请专科医生进行操